笠原嘉臨床論集

外来精神医学という方法

みすず書房

外来精神医学という方法　笠原嘉臨床論集　目次

まえがき

『外来精神医学という方法』という本書の題名は、ちょっとわかりにくいかもしれません。今日の日本で、クリニックでの精神医学という新しい方法が可能かどうか、必要かどうか、といったほどの意味です。私の経験からいえば、今日それは必要になりつつあると思うのです。

精神科病院にはすでに昭和四〇年（一九六五年）くらいから病院精神医学という新しい方法が生まれました。その成果は小さくありませんでした。病院勤務の医師はそこから多くを得たことでしょう。大学の教育からは得られなかったものだったと思います。

同様に、予想以上のスピードで精神科無床クリニックが増加している今日、今までのように外来を入院のアペンデックスとしてではなく、むしろそこでしか出会わない現象や人々に選択的に関心を向ける臨床精神医学が欲しい。見回せば、今日の若い医師、必ずしも大学で教育を受けるとは限らない。また必ずしも私たちが大切と思う、伝統的な精神疾患中心の精神医学を得意とするのではない。時代が要請する新しいテーマに軽やかに、そして勇敢に挑戦していく。そういう精神科医が珍しくなくなっています。そういう新しい方も含めて外来医に共通の、しかも大学精神医学の下請けでもなく病院精神医学のコピーでもないジャンルが望まれている、私はと思います。

*

私が外来に関心を持ちだしたのは昭和三〇年代（一九五五―六五年）のことです。ちょうどマイナー・トランキライザーや抗うつ薬や分裂病用の治療薬をはじめて精神科医が手にし、それに呼応するように外来患者が増加しだしたころです。それまでの精神科は入院が主で、外来は数としては寥々たるものでした。ですから、私の見るところ、精神科薬物療法は外来精神医学の生みの親です。今日のクリニックの盛況は薬物療法のその後の進歩をぬきには語れないでしょう。

振りかえると、もう一つ好条件があったように思えます。同じころから日本の健康保険制度が充実に向かいました。医療保護制度も同様でした。これなしには日本の医療を語ることはできません。精神科外来も例外でありません。こうして外来精神医学は日本独自のものたらざるを得なくなりました。

私はその延長上で、大学退官の平成三年（一九九一年）には『外来精神医学から』と題する論文集をみすず書房から出してもらうほど、このテーマに入れあげていました。そして平成一〇年（一九九八年）には、さらに過熱して、もう七〇歳になっていましたのに、特定医療法人共和会が新設した「桜クリニック」（名古屋市）という街中の小さな診療所の管理者をお引き受けして、今日に至ります。さいわいこの十余年、大過なく診療を続けることができたのは、老医を支えてくれた周囲のサポーターの方々のお陰です。とても感謝しています。その上、大学在職時代、折からの学園紛争で傷んだ心身を癒すこともできました。不思議なことに、自律神経失調的な諸症状はクリニックの医師になってから二、三年で完全に治癒してしまいました。脳の写真を撮って見ると、年相応に、いやそれ以上に萎縮がみられてちょっと心配なのですが、診察室にいるときはどうやらまだ大丈夫なようです。

＊

もともと私は、どちらかというと、研究室と同じくらい診察室が好きな人間でした。患者さんと話す、というよりは患者さんの人生航路の話を黙って聞くのが若いときから嫌いでありませんでした。それぞれの方に大袈裟にいえば御自分のドラマがあります。クリニックの医師たるためには、患者さんの話を「黙って聴く」術さえ会得したら、そして軽重はあれ病気と闘う人への「人間としての敬意」をいだくことさえできれば、若いときに専門にしたのが生物学系であろうと精神病理系であろうと社会医学系であろうと、関係ないと思います。

外来診察室は、巧まずして脳への視点と人間心理への視線を共存させることのできる貴重な場所です。それから、さきに薬の話をしましたが、クリニックの医師は「薬を出す」ことを単に薬物を服用させることと単純化すべきではありません。薬を差し出す医師の手が下に添えられています。小精神療法がそこに必ず付いています。精神科の診察室が原則一対一の密室ですから、意図するとしないとにかかわらず、医師‐患者関係がそこにくっついています。ぜひ、そこのところにご注目ください。

＊

末筆ながら『うつ病臨床のエッセンス』（みすず書房、二〇〇九年）に続いて本書もまた編集部の田所俊介氏のご尽力なしには実現しなかったことを記し、深謝いたします。

平成二三年

笠原　嘉

外来精神医学という方法　笠原嘉臨床論集

「外来精神医学」雑感（二〇〇八）

1　街角の精神科

私がこういう外来精神医学が絶対にいると思い始めたのは、一九七〇年代のことです。『精神科医のノート』という随筆集を出したときに、中の一章に「精神科「医院」」という一文を書いたのが一番はじめです。当時、外来の患者さんが、みんな軽症化してくる。どうしてかよくわからないんですが、ともかく表現形が軽くなる、軽くなることは決して治療しやすくなったことじゃないんですけど、なにも奥深い大精神病院でなくたって治療できるんじゃないか、やっぱり精神科病院ってところは患者さんにとって入りづらい、入った人はいささか心に傷を負いますから、できれば街角の小さな外来ですむほうがいい。さいわい日本には明治以来の伝統的な開業医システムがありますから、これのすみっこに精神科も入れてもらえれば、精神科医院という形態ができて、精神科病院という体系と、もう一つ別の体系ができる。そうなったら、日本の精神科の医療はとても豊かになるんではないかと思ったんです。

1　世間と皮膜を接する第一線の精神科

「街角の精神科」というのは、すぐそこにバス道があって、ちょっと入ってきたら私たちがいるわけで、大病院と構造が違いますね。ということは医師も「世間」というのを知らないわけにはいかない。私のように大学に長いことといまして、世間を知らない人間でもクリニックで働くようになったこの八年間でだいぶ賢くなりました。世間っていうのに直に触れるからだと存じます。あるところへ講演に参ったときに、そこの外来の先生が「私のところにはこういう患者さんが来る」とおっしゃったので、ビックリしたことがあります。それは若い家庭の婦人が自分の不倫問題を相談に来られることが時々あるとおっしゃるんです。マリッジプロブレムというタイトルで米国人がまとめる問題の、現代日本的な一ヴァリエーションだろうと思いますが、これなんかは大学へは絶対に来ませんね、大病院にも来ませんね。私んところへも来られるかなと思って注意していますけども、老人の私のところへは来ません。やはり若い先生のところへ行くんでしょうか。でも、こういうテーマを扱うとき、診療室における一対一の医師−患者関係っていうのをちゃんと構造化しないといけませんね。世間に近いだけに、大病院の壁に守られてないだけにある種の危さもあります。ものすごい美人が来たりしたらどうでしょう。私の診察室では大きな机を真ん中に置いて対面で診察していますから大丈夫なんです。ハンマー使うとき、ちょっと不便ですけどね。こんな問題も「世間」に近いからこそ出てくるんだと存じます。

2　「常識」の比重増える

それから世間という問題が出て参りますと、「常識」という問題が大事になりますね。常識とは何か、というとむずかしくなりますが、自分の専門にしてきた精神病理学ってのは常識を成り立たせている「奥」のことを考える学問だった。しかし、今やそれがあまりいらなくなった。なぜなら、昔のように物言わぬ統合失調症の人だとか、抑制の強いうつ病の人だとか、そういう人がいたときは「あーなるほど、こういう風にひょっとしたら考えてるのかな」っと忖度するのには精神病理学がいりましたが、今は、自分から結構喋ってくれる。そういう意味で精神病理学も昔ほどにはいらない気がします。精神科医は常識からちょっとはずれてるほうがいいんだという考え方が昔ありましたが、今やそれほどのことはないですね。大病院に勤めている分には別に常識はなくてもやれるかもしれませんが。

3　領域の重なる心療内科、カウンセリングルームとの異同

今の日本では心療内科と私どもの精神科クリニックとそしてカウンセリングルームという三つが、互いに重なりあう関連を持って一つの患者層を分有しているのではないか。どう違うかというと、カウンセラーと違うのは明確です。われわれは心とともに、同時に脳のことを考えないといけませんし、精神病の人の問題を扱わなければなりません。それからもう一つ大事なことは、日本精神神経学会が

この二〇年ばかりスローガンに掲げ続けておりますところの、病人の人権擁護だとか、社会福祉だとか、こういう問題を私ども精神科医は大事に抱えながら仕事をしなければなりませんね。心療内科とは精神病を扱わないということでしょうか。少なくとも精神病をメインにしない。私のほうは、診る診ないはともかくとして、精神病についての基礎知識と彼らへの応対の仕方を知っていないといけません。だから、少なくてもご開業までにお若い先生が、精神科病院のご経験を何年かお持ちくださることが絶対に必要だと思います。心療内科との関係は微妙で、患者さんのほうが精神科を嫌って心療内科へ行きますね。心療内科へも軽い統合失調症の方が行ったりするんでしょうけど、できるだけ心療内科の先生が御自分のわかりにくいものは精神科医へ回して、この人なら内科で見ていて大丈夫かとか、この薬でいいかとか、質問して下さるといい。精神科医の方もそういうコンサルテーションをして差し上げなさるだけの時間的余裕と力量をもつ必要があるかもしれませんね。

まあしかし、この三つの診療施設で精神科病院へ行く患者さんとは違う層が出来ちゃった。ちょっとは重なるところもあるんだが、私はどうも八年やった印象でこれは別だと思うようになりました。もちろん少し調子が悪くなられた方をしばらくの間入院していただくのに精神科病院のお世話にならなくてはならないことはもちろんございますけども、それは別問題であります。

2　クリニックは診断より治療の場。医師－患者関係が「アルファでありオメガ」になること

次は、クリニックとはどちらかといえば、診断をする場所ではなくて治療の場所ではないかということ。精神科も一九八〇年のＤＳＭ－III以来診断のウエイトがかなり大きくなったといえると存じますが、でもこれはやっぱり大病院がやって下さることです。それに対しクリニックは最初の瞬間から治療する場所ではないでしょうか。そして、薬物療法とか心理療法とか認知行動療法とか、そういう個別の治療法を行う「以前」のところにある医師－患者関係というのが大事です。古い言葉で、今はあまりはやらない言葉ですが、これがやはりアルファでありオメガではないでしょうか。極端に言えば、診察室に入ってきたときから出ていくまでの間の関係が大事です。時々患者さんが、本当かどうかわかりませんが、いっぺんもこっちを向いてくれない先生だったので、決心して病院を変えました、などといいます。他の科はともかく、精神科はやはりちょっとの時間でも正対しないと、悪いですね。それから只今は認知っていうことが非常に重要になりまして、いつも脳の中を透き通して見ていないといけないようなふうですけど、私は研究室ならいざ知らず、診察室では、やっぱり昔から申しますように感情診断でありますとか、ラポールですとかが大事だ、診療室の一番のベースには感情の問題があると思うのです。その上で「認知」というのが出てくるのはよいのですが、今の公式の話はどうも「感情」がすっとばされてるんじゃないかという気がいたします。

3　なかなか治らない人を通院させ続ける才覚が外来クリニックには必要

なかなか治らない人を通院させ続ける才覚が外来精神科医にはいるんじゃないか。ちょっとお薬飲ましたらすぐ治る人は、別に精神科医でなくてもいいんです。問題はなかなか治らない人をどうしてあげるか、ということではないんでしょうか。かつては疾病未然の軽い状態をいかに診断するかといったことも一つの課題だったんですが、今や慢性の人をどう治療するか、というテーマがもう一つ出てきたように思います。入院患者の場合は、長くかかることをそれほど医者が苦にしなくていいんでしょうが、外来だとちょっとつらいですね。毎週同じこと聞かなければならない。ちょっとも変わってくれない。

そういうとき大事なことは、私たち外来医が飽きないように工夫をすることです。うつ病だってそんな簡単に治る病気ではない。簡単に治るように言うのは、おそらくあんまり患者さん診ていないドクターでしょう。私もすぐ治る人は二割ぐらいは確かにいらっしゃると思います。昔（一九七八年）「うつ病の小精神療法の七箇条」ってのを作ったとき、「三カ月待て」と書いたのですが、今三カ月で治る人はあんまりいませんね。この間計算してみたら、だいたい十カ月ぐらいがいいとこかな。しかし、はじめから十カ月というと、悲観して自殺観念に身をゆだねたくなる人がいるかもしれないから、初診時はまあ「半年くらいかかる」と申すのが常識的でしょうか。大事なことは、その外にうつ病でも三年四年とかかる人が一杯いるということを再認識することでしょう。

余談ですが、なかなか治らない人には味がありますよ。帰るときに私に「先生、年寄りなのに大変ですね」なんて言ってくれるのはこれはたいてい統合失調症です。「なかなか治らないですみませんね」っていうのがうつ病の人に多いかも。皆、人情がありますよ。

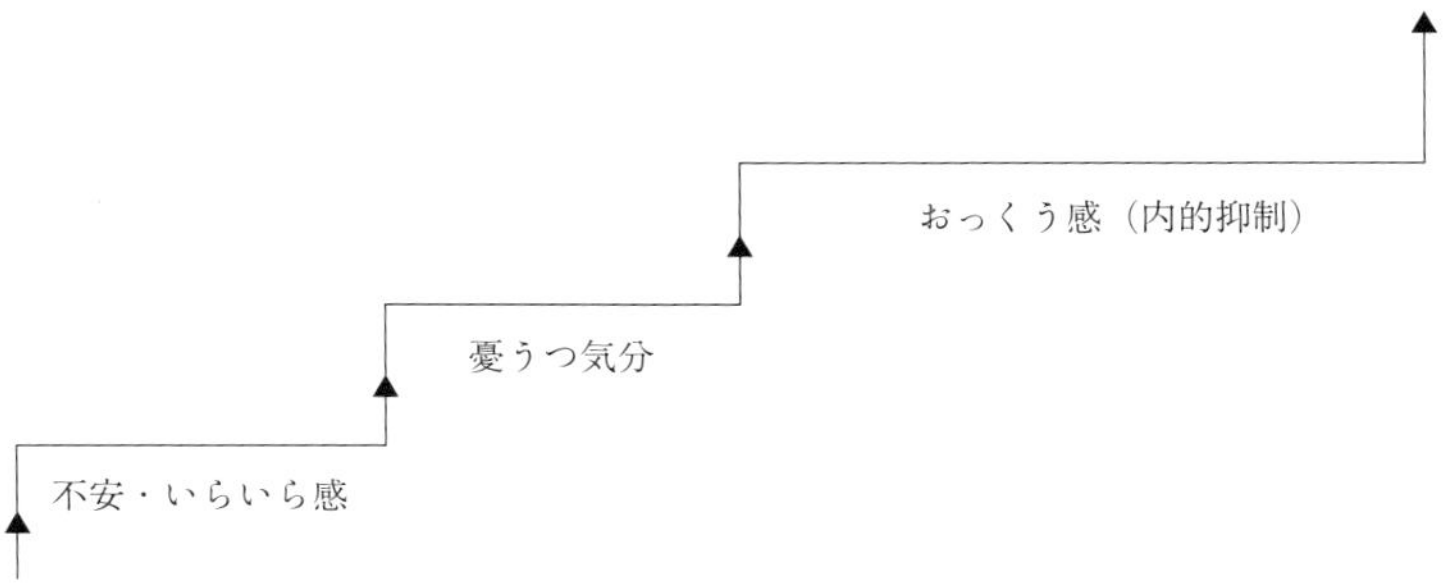

図１　軽症うつ病の主観症状の消えていく順序

1　症状の消えていく順序

「慢性うつ病」について。この一〇年ほど自分のテーマにしてずっと見てきたんです。一つ仮説を作って、それが合うかどうかを外来で診てきた。何を診てきたかといいますと、現在の薬物療法の下に「どういうふうに主観症状が消えていくか」ということが一つでございます。もう少しいえば、そこにフランス人風の心理的エネルギー水準論みたいなものをはりつけて説明できないか。それから、一番大事なのは最低どれくらい待っていたら治るのかということです。図１をご覧下さい。僕は、薬物が効いてくるとまず「不安・いらいら感」が消える、次いで「憂うつ感」が消える、最後に「おっくう感」が残って、この段階で長いことかかる、と思うんです。上図で「おっくう感」の段階を少し長目のプラトーとして描いたのはそのためです。そして外来医は慢性患者のこの動きの乏しい「おっくう」の段階をどれくらい辛抱づよくみていけるか、に力量がかかっています。おっくう感の段階に入ったことがわかるのは、その前の二つの「不安」「憂うつ気分」の段階にあった苦痛感がなくなるからです。もはや自殺観念の苦しさはありません。しかし何も出来ない。

おっくう感には二つありまして、一つは手が出ない、そこにある物をとるのも面倒、ベッドから出られないような、行動ができないという段階。ついで何にもおもしろくないという純心理的抑制。これを突き抜けて、はじめてちょっとおもしろいとか、根気だとかが出てくるんですけど、ここがなかなか抜けにくいんです。で、いつも薬物精神医学の先生方にこの「おっくう」段階を超える薬を考えてくださいと、お願いしていています。おっくうで仕事には帰れないんですけど、ガイドつきの小旅行くらいは出来る。行ってみれば意外に友人との談笑くらいはできる。しかし旅行から帰れば元の木阿弥。やっぱり、復帰すべき「本業の仕事」ってのは、人が評価して採点がなされる。そうゆうところへ帰ることであって、これはなかなか大変です。

「喜びの感覚」は、私は、うつ病が治ったと判定するために非常に大事なサインだと思ってるんです。それは、シャワーに入ったら気持ち良かったというところからはじまって、紳助を見て笑うという段階を経て、社会に参加することのプレジャーネスってのが出てくる。一九九四年に出たＤＳＭ－Ⅳには「うつ病」のクライテリアの一つとして「喜びの消失」が新しく書いてございます。ここらへんは病院医よりも外来医がみるところでしょうね。

2　心理的エネルギー水準

ダムの水位みたいなものを精神症状の背後にあてはめて考えて、水位がしっかりあれば十分に発電ができ文化生活ができるんですが、落ちてくると不安がおこり、抑うつ感がおこり、いろんな精神病理症状が起こるであろうと考える。これをどうゆうふうに並べるか、先生方のご経験でいいと思いますが、DSMやICDのようにカテゴリーを、平面的に並べるだけじゃなくて、立体的に並べる仕方をもう一つもっていると、臨床は面白さを増す。たとえば、もう少しよくなったらどういう症状に変るか、逆に悪化するとしたらどうなるか、などと予想できる。たとえばうつ病でいえば、図2のように縦に並べる仕方はどうでしょう。うつ病の分類を木村敏先生と一緒に作ったことがありますが（一九七五年）、そのときも少しばかりこうゆう考え方を入れております。ダムの水の水準が下へいくと精神病症状がでてくるんですよね。上がると簡単にそれがひっこむんです。たとえばアジテーション（焦燥感）なんか起こったときは、ほんとにサイコーティックに近いような状態になりますが、水位が上って治ればどうってことはない。図3の下の妙な構図は水準が下るといろいろな水面下の障害物が顔を出すが、水位が上ればひとりでに消えるので、妙にいじくらないのが治療のコツです。たとえば幼少期の不快な記憶などがその一つです。

3　最低三年は待つ

三年ってゆうのは、石の上にも三年から引っ張ってきたんじゃなくて、私の経験からです。会社のくれる休養期間も大体二年半から三年ぐらいですね。うまく出来ていて、だいたい二年半を使い終わったころに治る。ただし、これはだいたい中年の人。企業に勤めて、ある一定の年齢になった中年の人ですね。若い人のうつ病はよくわかりません。私は、うつ病は本来は中年の病気だと思っております。若い人がうつ病というのは、まずは疑うことにしてるんです。しばらくたたないと本当のうつ病かどうかわからない。診断書にはひとまずうつ病と書きますけれど。

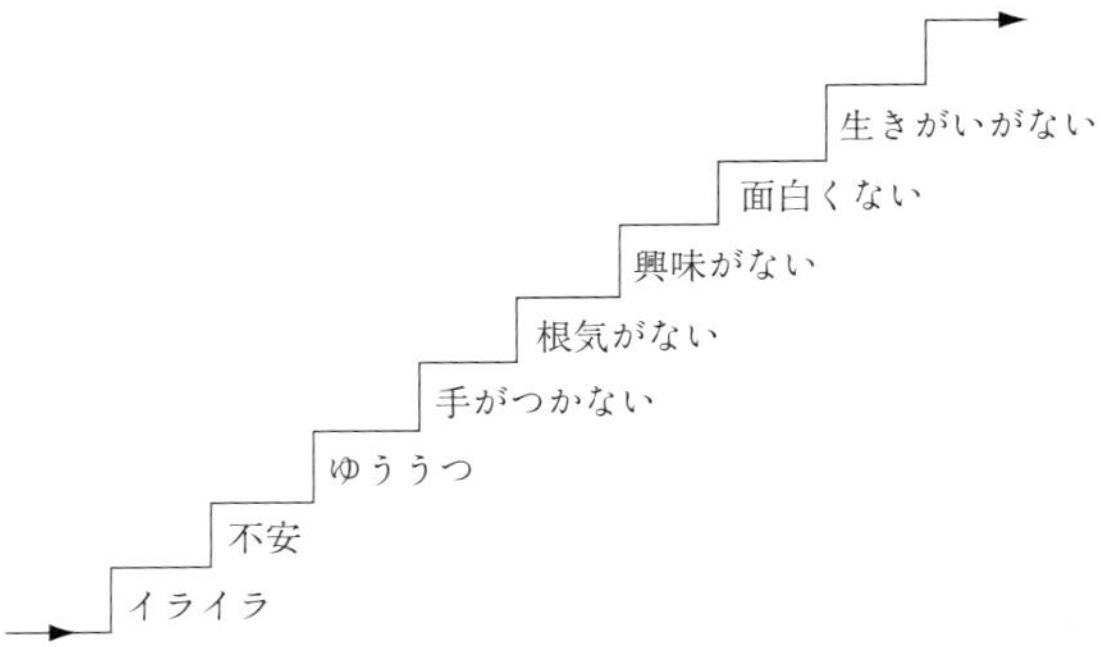

図2　うつ病の心理症状の消えていく順序

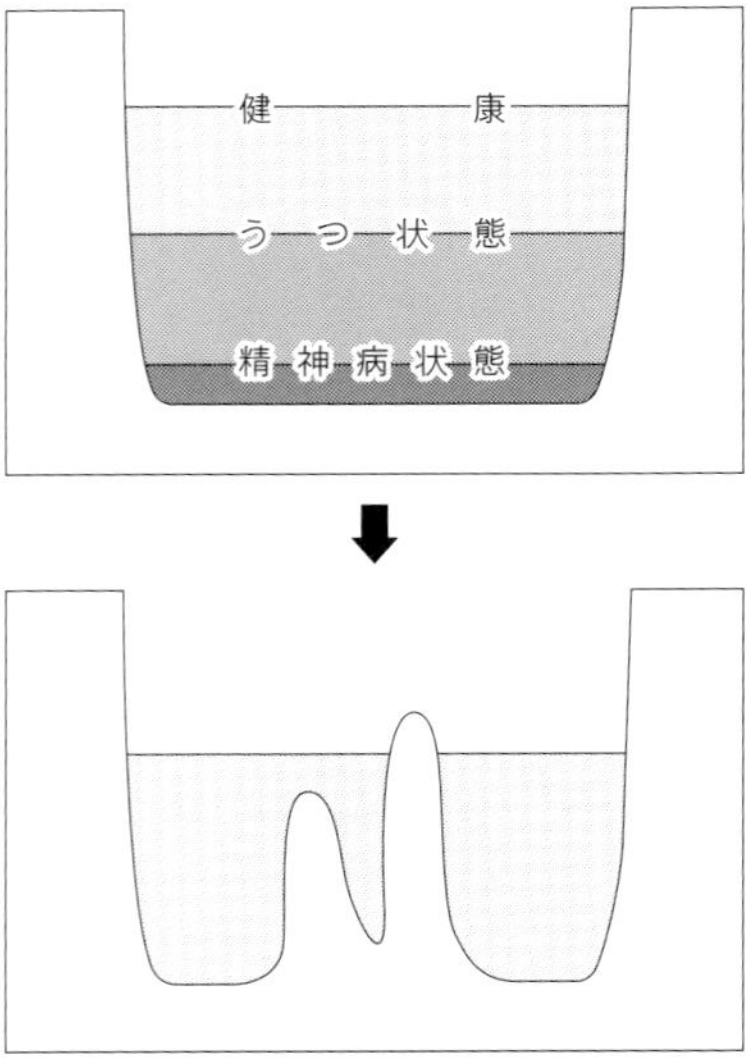

図3　ダムの水位

4　慢性例の場合、巧まずして「全人的」治療になる

なかなか治らない人の場合は、精神科医ってのは、だいたい巧まずして全人的治療をするようになるんじゃないですか。すぐ治る人には、薬の選択とその脳における作用のことぐらいしか考えない、でもよいが、あんまり治らないといろいろ考えて、結局、全人的医療になるんじゃないですか。要するに人間全体を見ざるを得ない。

図4をご覧ください。四角錐みたいなのです。脳の問題と社会の問題と心理次元と、これに人間次元と、少なくとも四つぐらいは、次元として考えるべきではないかということをいいたいのです。どうゆう家族をもってるか、会社でどのくらいの適応力があるか、鬼課長がいるのか、能力はどうか。居住地は農村の人か、大東京の人かとか、いろいろありますね。心理次元、これは症状としてもちろん聞かなきゃなりません。質問紙がいくつも出来て、今までより詳しくなったかもしれない。一番上は人間といいますか、そうですね、これはどうでしょう、どなたでも人間に関心があるからこそ、精神科医になられたんでしょうから、問わず語りにこれをお聞きになってらっしゃってると存じます。一昔前、精神医学的人間学なんていいましたが、軽症化した今日ではそれほど大

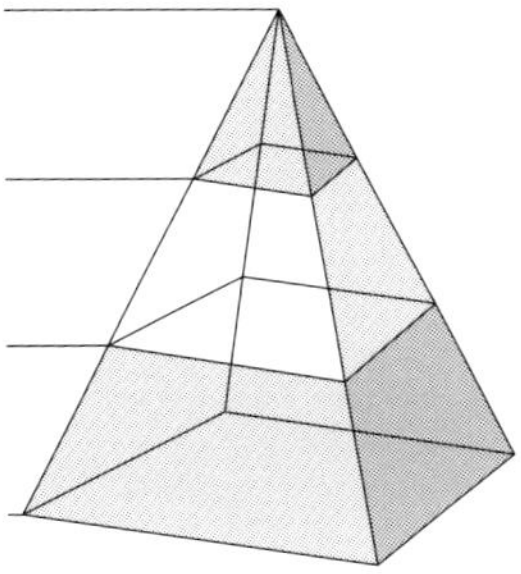

図4　全人的治療の次元

仰なものは必要ないかもしれませんね。普通の人間研究でいいんじゃないでしょうかね。とくに世間とすれすれに生きているクリニックのわれわれには、ごくごく平凡な人間学でいいんじゃないでしょうか。

1　薬物療法

薬物療法ってのは絶対いりますね、外来を中心にする私どもには。今でも薬物嫌いな先生がいますが、自分は使わないでも、現代の薬物の効果には関心をもっていただきたいですね。お薬がずいぶん進みました。先ほど申し上げました非定型抗精神病薬なんてのは少量使うと、うつ病にもヒステリーにも強迫にも、わりあい効くんじゃないでしょうか。私は少量だけにすりゃ良質の抗不安薬になると思ってるんです。しかし、患者さんが「調べたら精神病用って書いてありました」ってつっこんでくる。今度、非定型薬の摘要欄に躁うつ病が入るそうですね。だんだん、広げてくださるといいと思っております。現有の薬物を外来医は外来患者用に注意しながらいかに工夫し駆使するか。それが本当の薬物療法だと思っています。ただし次項の精神療法を同時並行的に使うとしてです。

2　精神療法

これは正常者ないし軽い神経症用に開発された心理カウンセリングではありません。われわれがしているのはうつ病や統合失調症も含めた患者さんへの心理療法です。この三〇年の間に大学は精神療法ってゆうのを教えなかった。あるいは、そうゆうのに関心を持たせなかった。バイオロジーでないと学位が取れない構造になっていたからです。これをいかにして修復するか、これからの大学教授の使命ですが、ちょっと絶望的ですね。精神科の精神療法ってのは人間全体を考える、人間の成熟可能性を考えることでしょうか。脳次元に効くお薬も使いながら、図4の一番上の人間次元まで視線をあげ、家族のことも全部含めながら考える。余談になりますが、今度、精神病理学会が、いつのまにかぬけおちていた精神療法を復活して「精神病理・精神療法学会」とゆう学会名にして、及ばずながらこの問題を回復しようと思ってます。だから、カウンセリングではありません。一生懸命話を聞いて、たくさん聞いたらいいってもんじゃないですね。あんまり聞きすぎて悪いこともあるんじゃないでしょうか。節度を持って聞き、ときには教育的に自分の人間観を披瀝してもよいでしょう。ただしそれに見合う自己研鑽がいりますが。

3　社会復帰療法

これは統合失調症についてしきりになされてきたことですし、アルコールでも進歩していますね。今やうつ病でも社会復帰療法がいる、社会にかえらなきゃ治ったとは言えないですね。社会をもってない患者なんていないんですから。もっとも、より大きな意味で時代や社会を変えたりすることは医師という本来的に狭い世界を職場としている人間ではなかなかできないです。しかし、医師以外からスローライフなんてことをちゃんといってくれる人は出てくるもんですね。世間のほうが少しずつ変ってきてくれる感じが私はするんですけども。

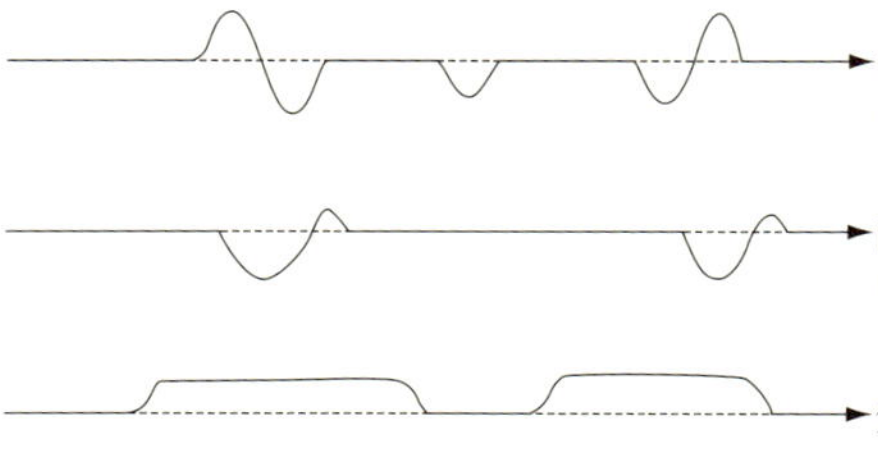

図５　躁（もしくは軽躁）のくる三つの型

4　家族面接

家族に会ってあげるのと、あげないのではうんと違います。統合失調症の人にとっては、家族はなんとたいへんか。このごろ家族に会わない医師が多いですね。患者の治療の妨害になると考える。しかし、常識を大事にする外来医は、単なる同情でもよろしゅうございますから、家族にも会う時間をぜひお取りください。

念のため一言附言すると病因が家族の力動にあると考える本式の家族療法でなくてもいいのです。

5　フォローアップ

治ったらあとは、ほったらかしにしないで、メンタルクリニックが生き残っていくためにも彼らがどうなっていくかをフォローして、自分の経験として発表してほしいですね。それにはまた悪くなったときすぐにくるかどうかという問題もかかわってきます。私は再発のときにこそうつ病では自殺が危ないと思うんです。家族から「また精神科へ行くの」って言われたくないから行かないようにする。世間一般への自殺キャンペーンも結構ですけども、私はクリニックでやっぱり身近なところにあるケースを大事にして自殺を防ぐというのが、私どもの本領だと思います。ここで再発しやすい「軽躁うつ病」のことにちょっとふれます。このごろ、どういうわけか軽躁が意外に多いということを申し上げようと思います。「うつ」だけじゃなくて「軽躁」が入る人がいます。そういう人は、だいたいもともとお元気な方で、あんな人が憂うつになるのおかしい、あの人が病気になるはずがないって言われるほど快活だった人です。しかし、こういう人は一旦よくなっても再発しやすい。そのことにも留意して、まずはご自分の患者さんを大事にして下さい。

5　世界に冠たる日本の健康保険制度を生かして

冠たる、って思ってない人もいるかも知れませんが、私はやはり、冠たるものと思います。患者さんもお医者も健保組合も、三者がそれぞれ一両損によってのみ、この制度は維持されます。グローバリゼーションのいわれる時代ですが、医療には地域性が絶対必要です。健康保険制度下で私が思うには平均して一人十五分、一時間に四人のペースでいく。お薬だけ取りにくる方が何人かいますから、一人一時間かかる新患が中に入ったってこのペースでいける。状態の悪いときは毎週おいで願う。よくなれば二週に一回、四週に一回とする。若い医師でびっくりするほどの数の患者を診る精神科医がいますね。いくら計算しても顔をみるのと処方箋を切るぐらいしか時間がない。あまり精神科医の風上に置けないと、私は思ってるんです。精神科医ってのはいってみれば身銭をきってでもやる、ちょっと滅私奉公的（?）である必要があるのではないか。

6　偏見除去に尽くすのも街角の精神科の使命のひとつ

まだまだ偏見がございますね。ずいぶん昔に比べれば少なくなりました。何が出来るかというと、「一人一人をできるだけしっかり治す」ことではないか。そうすると職場の人も、近所の人もあんなに治るんだと思ってくれます。患者さん自身が一種の広告塔、そんなことゆうと失礼ですけど、許して下さい。一人をゆっくりきれいに治すということが大事です。そして「困ったらいつでも来い」とゆうぐらいの姿勢で三年を待つ。それが偏見除去に役立つ。でも残念ながら他科のドクターやナースで偏見の強い人っていますね。半知りの知識をもつ他科の同業ってのは困ったものですね。医学部の教育が悪いのかも。かくいう私もかつて大学教師でした。反省しきりです。

7　百年前のヤスパースの「了解と説明」を再考すべきときか？

外来には病気未然の人から中等症・重症の精神病、認知症の人まで、幅ひろくいろんな人が来ます。その訴えも多様で、自分はＰＴＳＤだという人、ボーダーラインだという人もいます。夫のＤＶが主訴だが、どうもそれだけともいえない主婦もきます。多くはインターネットによってのことです。かつての精神病理学概念よりも今風の若者向きの解説書が役に立ちそうな新人類もきます。

私はこういう精神医学的混乱（?）のなかでは、ドイツのヤスパースが百年前に導入した「了解」

「説明」を今一度再考すべきときではないか、と思うのです。現代の生物学的精神医学の人のなかにはヤスパースを「時代おくれ」という人もいますが、果たしてそうか。少なくともヤスパースのそれは「病人の心理症状を話を聞きながら記述するための最初の診察室のルール作りだった」と思われるからです。現象学的記述と申しました。チェックリストを使う「以前」の段階のことです。

彼がいった一番大事なことは「了解はすぐ行き詰まる。その先は説明にゆだねなければならない」ということだった、と私は思っています。多くを述べる紙幅はありませんが、今日のように薬物を多用する外来には脳仮説によって心理状態を「過剰に説明する危険」がたくさんあります。これは「了解」ではありません。他方、ＰＴＳＤ論のように、ときに幼児期に原因を求めすぎる「過剰な了解」の危険はヤスパースの時代に劣らず、なお今日も大きいと思われます。

結局は自家例のフォローをしながら、自分の下した「了解と説明」の割合がよかったかどうか、を時々点検し、同僚との症例検討で話し合っていくことしかないだろうと思うのです。その症例検討の機会が少ないことはクリニックの最大の弱点です。

8　結　語

1　診察室を好きになれ

もし研究者になられたら五〇歳くらいまではできますね。あるいは大病院の勤務を二〇年か三〇年したあと、人生を二度生きて「クリニックの医者」になられてはどうですか。他のことをやるより診察のほうが楽ですよ。患者さんっていうのは私のような老人に「先生、先生」といってくれる。こんなにありがたいことはない。ただそれなりの技量もっていないといけませんね。だから「外来診察を好きになれ」。さっきも待合室で話してたんですが、今日のお若い先生はだいたい九〇歳まで生きないといけないでしょ。女の人は百歳ぐらいですか。お体を大事になさりながら、診療のスキルを磨いてください。後半生において世の中の役に立ちますから。

2　「人間知」を得るのに外来医は絶好の位置にいる

なかなか治らない人とつきあっているといろいろな苦労話を聞くことになります。どの人にも医師のわれわれの知らない生活があります。そしてどの話も、自分流の人間知を作るのに役に立ちます。毎日の外来での小さな経験から小さな果実、小さな獲物を得ていったらいいんです。ただし、相手への尊敬の念を失わないように。精神科病院で入院患者の人権をまもるために精神保健福祉法と首っ引きで苦労なさる精神科医には少々申し訳ないのですが、私ども外来精神科医は人間を知るのにとてもいい場所にいる。競馬で言えば「いい位置につけている」んじゃないですか。

精神症状のみかた（一九九四）
――一診療所のドクターのために――

1　まずは「身体因」から

読者はなんとなくこうお考えでないか、精神科医は、まず第一に、病人ないしは病状の「心因」的な側面に注目するのを本職としている、と。私どもがいただく紹介状のなかにも「身体的原因を調べたが何もないので、心因を調べてほしい」という意味の文章がよくある。また「学校へ行かない無気力な子どもをどうかせよ。精神科医は精神病のことばかりでなく、現代病の原因をもっと研究せよ。幼児期の親子関係に問題があるのは明らかでないか」といったお叱りを受けることすらある。

たしかに、それは現代日本の抱える新しい課題の一つではある。また、どのような病気も、身体疾患たると精神疾患たるを問わず、ほかならぬその個人の病気である以上、当然、心理的環境的問題が関与するから、それに関心を払うのは、心療内科医とともに精神科医の仕事だ、と自覚している。

しかし、精神症状のオーソドックスな診断学が「心因」よりも「身体因」を第一にチェックするのは、昔も今も同じである。いうまでもなく精神「医学」だからである。たとえば、元来元気だった人が、あるときから元気がなくなったり、ヒステリックになって、なかなか回復しないとき、その精神症状の身体的原因をまず考えるのが、いってみれば診察のお作法といえる。たとえ、先立っての心労があった、と付き添いの家族が強調したとしても、である。

精神科医が初心のころよくする失敗の一つは身体因を見逃すことである。かくいう私も、五十年前上級医の代理で往診した婦人科病棟で、肝臓疾患に起因する精神疾患を見逃した。婦人科の主治医の、ヒステリーではないかという言葉につい新米の私はひっぱられた。心因性と診断することに慎重でありすぎるということはない。また「身体因」、それも「脳」から考える。

2　老人の「夜間せん妄」

脳の障害はないか。かねてから治療を受けている慢性身体疾患はどうか。最近処方された薬物が今の精神症状に関係していないか。

たとえば、老人には「夜間せん妄」がよくおこる。夜間の一時期不穏になり、徘徊したり独語したりして周囲を心配させるが、本人は翌朝まったく覚えていない、といった場合である。これほどではなく、一見意識がはっきりしているようにみえるが、注意の集中ができず、簡単な計算も不能な場合がある。ごく軽い意識のくもりで、精神科医はアメンチアと呼んだりする。こういう障害も脳器質性・症状性精神障害の症状である。

もっとも、このせん妄が環境因性に起こることもありうる。老人が突然、住み慣れた場所から病院へ移されたことが契機となる。だから、脳の病気だと決まれば、心理的要素をまったく気にしなくてよい、というわけでは決してない。正確にいえば「身体因」を主に「心因」を従に、ということになる。ちなみに、総合病院では最近「リエゾン精神医学」という新分野がこのあたりをカバーするようになりつつあることを申し添えよう。

3　「睡眠障害」「疲労感」を訴える人のなかに軽いうつ病の人がいる

では、「身体因」が否定できたら、「心因」にすべてを帰してよいか。実は「身体因性」と「心因性」の中間に「内因性」という領域を精神医学はもう一つ置く。教科書には「目覚し時計が時間になるとひとりでに鳴るように」「ひとりでに内側から起こってくる」障害とある。内科学のいうように本態性といってもよい。

気分障害（かつては躁うつ病といっていた疾患）と分裂病がここに入る。この疾患群は数が大変多い（気分障害は軽症型も入れると生涯有病率は人口の三〜五パーセント、分裂病は一パーセント弱）。しかも、最近は両疾患共に軽症化していて、外来で治療可能なケースが増えている。とくに気分障害はそうで、なかには外見上まったく「憂うつ」に見えないケースが精神科外来にもかなりこられる。内科や産婦人科外来ともなれば、もっと多いだろう。

こういう軽症（非精神病性）うつ病の人は医師のもとを「睡眠障害」や「食欲低下」や「慢性の疲労感」などを主訴に訪れるはずである。それは、われわれ精神科医の外来を訪れるうつ病の人の大半がすでに家庭医の診察を受けているのでわかる。

軽症うつ病の診断は、慣れれば比較的簡単である。ただし、客観的検査所見は一切なく、病人の主観的心理的訴えからしか診断できない。たとえば、その「憂うつ気分」は朝に重く、夕から夜にかけて軽くなるという特徴のある変動（日内気分変動）を示すし、しばしばなりやすい病前性格特徴を彼らは共有している。また、抗うつ薬に反応することも診断の手がかりになる。治療は普通の身体的慢性疾患に準じ、少し精神的サポートを丁寧にしていただく。治療法は抗うつ薬を中心に再発予防を含め、かなり進歩してきている。

軽いが、症状として「自責感」「自殺観念」があり、放置は危険である。医師の仕事が生命を救うことにあるなら、自殺予防には救命救急と同等のウエイトがある。

この病気を精神科以外の先生方にＰＲするため一九八〇年代、九〇年代には「一般診療科におけるうつ病の予防と治療のための委員会」という組織が日本に支部をもっていて、講演会やパンフレットの配布を行っている。

なかなかよくならないときは、精神科へ紹介していただくとよい。多分、典型的なうつ病の人は「精神科へ」と言われてもそれほど嫌がらないだろう。楽になるのならどこへでも行く、というのが彼らの本心だろう。本当のうつ病の人の憂うつ気分や不安はとても苦しいものである。

しかしながら、一般科のドクターがもし精神科的ないしは心療内科的な病態をも扱ってみたいとお考えになるなら、この「うつ病」を手始めにされるのが一番よいだろう。時間がかかっても結局は元に戻り得る病気だからであり、治療法も薬物療法をベースにして、慢性化しても丁寧にフォローしていくのがベストだからである。

4　外来分裂病

軽症気分障害（うつ病）が、どちらかというと中年から初老期に多いのに対して、もう一つの内因性障害である分裂病は主として青年期のものである。診療施設の立地条件などで一概にはいえないが、緊急時を除いて、重症のこの病気の人がいきなり一般医を訪れることはまれだろう。「幻覚妄想」のため行動に目立った異常があれば、直接精神科を受診するだろう。ただ、穏やかに始まり、かつ「無気力」や「体の種々の不調」が中心症状の場合、自分からか家族によってかはともかく、一般医の先生方のところを受診する可能性がある。先にも述べたように、頻度の高い病気だから、先生方はそうとはご存じなく、すでに何例も診察しておられるかもしれない。

こういう軽症分裂病の初期診断は難しく、言葉でちょっと説明しにくい。疑いをもたれたら、精神科医にそのつど聞いていただくしかない。軽症うつ病と違って、分裂病は、軽くとも、できるだけ精神科へ紹介していただくほうがよい。精神科病院へ、とおっしゃりにくければ、精神科クリニックという開業医ではどうか。「精神科へ紹介する目安と方法」がご参考になると思う。

予備知識として知っていただきたいのが、今日精神科外来は多くの自発的来院者をもつようになっており、分裂病も例外ではなく、自分から定期的に薬を取りにくる人が次第に増えていることである。「精神病」患者といっても、そのすべてが常に病識（病気という自覚）のないわけでは決してない。

仮に入院するとしても、今日では短期間（三カ月から六カ月程度）で退院し、外来治療に切り替えることが多い。入院に際しては「精神保健福祉法」に基づき、病人の人権を配慮し、かつ社会復帰を初めから念頭におく。精神科病院の医師は今日、臨床心理士や精神保健福祉士や作業療法士との医療チームを構成している。だから、家族が精神科に対する無用の恐怖を捨てるよう指導してくださらないか。

先生方ご自身も、どうか分裂病と聞いただけで過度に恐れていただかないように。彼らは一般的にいって、小心で、元気がなく、かつ社会生活から引っ込みがちな人で、決して根っからの騒々しい人、乱暴な人ではない。それが証拠に、精神科の外来は多数の病人がいてもたいていのとき、シーンとしている。多分、他科の外来より静かであろう。

どうも分裂病という名前がよくない。ブロイラー氏病、ピネル氏病がよい、という人もある。ダウン氏病という命名にならって。（二〇〇〇年に日本精神神経学会は家族会の強い要望を容れて「統合失調症」と改名することを提案した。）

それはさておき、主治医としての精神科医が自分の患者を他科の専門的な診察のため先生方にお願いする場合、どうか、偏見を少し減らしてくださるようお願いしたい。

なお、分裂病や躁うつ病といった内因性障害については、医学の進歩とともに脳の変化がもう少し明らかになって、やがて「身体因性疾患」に吸収合併されるとする考え方から、系統発生的に出来上がった、それ自体きわめて複雑な「人間の精神」という構造体が呈する独自の崩壊過程だから別枠にするのはやむをえない、とする見方までがある。

今のところ原因不明の疾患群として扱うしかない。ともあれ、内因性という領域は人間が理由もなく「憂うつ」になり、「無気力」になり、「不安」になり、猜疑的にもなる生物であることを、われわれに教える。

5　心因・環境因性障害

冒頭で申したような、精神科医へのご期待に背いて申し訳ない感じだが、診断学的チェックの順番は「身体因性」「内因性」「心因性」で、心因性障害は最後になる。もちろん、軽視しているからではない。一見、心因性にみえて、脳の病気であったり、内因性の障害であったりするのを医師として見逃し、治療の機会を逸しないためである。

念のため表示しておこう。

心因性の障害にも軽症から重症までいろいろある。重症であれば、早晩精神科医を訪れるだろう（たとえば、心因性にも人格解離が生じ、特異な意識障害のくることがあるくらいである）。一般科の先生方にとっては軽症の場合が問題で、

表1　診断学的チェックの順番

(1)	身体的基盤のある精神障害
	↓
(2)	内因性の精神障害（統合失調症，気分障害など）
	↓
(3)	環境への不適応としての精神障害（性格障害，神経症，心因精神病など）

ただし(2)と(3)はときに選別不可能のことあり

三つの場合が考えられる。

(a) 心理的にも身体的にも「不安」に悩む場合
(b) 心理的な不安を感じることなく、自律神経失調などの身体症状のみが前景を占める場合
(c) 同じく、心理的な悩みを感じず、さりとて身体症状にそれほど苦しむのでもなく、主として社会行動上の乱れがみられる場合

先生方を訪れるのは、それぞれの、多少とも身体症状を呈するケースであろうか。

6 身体についての不安

まず、(a)の場合、「不安」が心理次元に止まらず身体を巻き込むときで、これにいくつか段階がある。たとえば頭痛や動悸など自律神経障害だけの場合から、それが何か重病を暗示しているのではないかと過度に案じる場合(心気症という)を経て、夜中、死の不安に襲われて救急外来へ駆け込んでくる「パニックディスオーダー」までがある。心療内科医は過換気症候群という身体症状レベルの病名を好む傾向にある。

後者に近いほど、今日では脳内の神経伝達物質がらみの(そのレベルへの)異常とみる見方が優先で、精神科医や心療内科医は好んで抗不安薬ないしは抗うつ薬を使う。これらの薬は一時的には早効があ

るが、抜本的な治癒のためには同時に心理療法が要る。しかも結構長い時間がかかると覚悟する方がよい。

一般的にいって、不安の背景にある問題点（たとえば心理的葛藤という）を本人が自覚している場合は、まずは軽症といってよいだろう。たとえば、養父母とうまくやらなければ、と思うが、どうしてもだめだというような場合。こういう家庭内葛藤については家庭医、かかりつけ医のドクターのほうが病院勤めの精神科医などより何倍も精神療法家であろう。そして、少し話し合うだけでも効果のあることを、よくご存じだろう。厄介なのは葛藤の何たるかを、まったくかほとんど、自覚できていない場合である。

しかしながら、いかにもそれが唯一の原因だと主張される場合でも、少し元気が出て来て、未来が開けてくると最初ほど執拗に主張されなくなることがよくある。したがって家庭医としてなら「早とちり」しないで、しばらく当たりさわりのない治療で様子をみるのが賢明だろう。当たりさわりのない薬としてはトランキライザーの少量か、スルピリド（ドグマチール）の少量がよいのでないか。ただし後者は女性の月経周期をくるわせたり乳汁分泌を促したりする副作用がありうる。

7　不安の変型

(b)にも程度がいろいろある。軽い心身症からヒステリー性の神経症まである。この場合も、不安の場合と同様、自分の症状の背景にある葛藤や無理な生き方を比較的容易に自覚できる場合と、できない場合とがある。後者は、心身科医にとっても精神科医にとってもなかなか困難な対象である。失明、失声、失立、失歩などが起こる転換型のヒステリー神経症では、長い精神療法がいる。ちなみに、ヒステリーの成立には自己暗示が一役を演じるが、ヒステリーと仮病とは違う。

(c)の社会行動上の障害としては平素のその人から考えにくい自殺企図、性的逸脱、浪費、過食、薬物依存、アルコール依存、ギャンブルなどがある。最近みられる例を一つ上げると、リスト・カット（手首のためらい傷）症状。「イライラしてきて、むやみに自分の体を傷つけたくなった。少しも痛いと思わなかった。あとで、どうしてあんなことをしたのか、自分でも不思議に思う」と言う。思春期・青年期の人がほとんどである。この年齢には心因性障害が起こりやすい。性格構造がまだ未熟なことが多いからである。

心因障害なのに意外に精神科へ紹介しにくいのが、この(b)心身症と(c)行動障害だろう。自分は別に精神が悪いのではない、と本人が強く主張する場合、紹介しにくい。

8　性格障害について

(b)や(c)の場合には、病前の性格が一因になっていることが多い。「性格障害」は、内因性とか心因性として上に簡単な紹介を試みてきた「病気」とは別の概念系列を構成している。ちょうど、体質障害と疾患という関係に似ている。

さて身体因性精神疾患の場合は身体・脳に原因があって病前性格が関係する余地はほとんどないが、

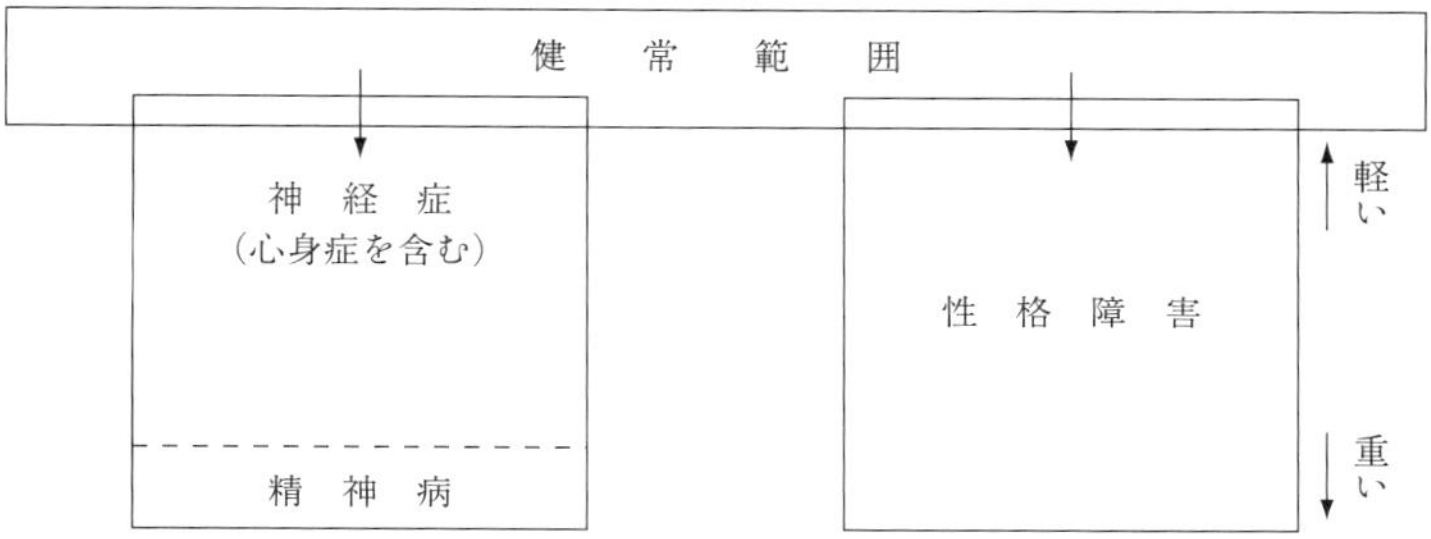

図１　心の不調の２系列

その次の内因性障害となるとかなりの程度に関係が生まれる。とはいえ、その程度は学者によって、また国によって色々である。ところが、心因障害になると関係は一段とはっきりし濃くなる。たとえば、森田神経質とか演劇性性格（昔、ヒステリー性格といったが、名称が侮蔑的であるとして、最近はこうよぶ）とか強迫性格が関与する。最近では対人関係上の不安定さ、衝動抑制力の低下、人格解離（軽い二重人格）などを起こしやすい性格類型が新しく話題になっている。境界性格（ボーダーライン・パーソナリティ）とよぶ。冒頭に触れた現代病などに関係がある。今のところ、一九八〇年に作られた米国のＤＳＭの「性格障害類型」が日本で広く使われている。

　日本における現代的傾向としては、今までわりあい元気で、どちらかというと几帳面、働き好き、完全主義、負けず嫌いといった、必ずしも弱力的でない人がなりやすい、といわれる。たとえば、中年のうつ病に多い「執着性性格」とか「メランコリー親和型性格」、心身医学のいう心筋梗塞患者に多いＢ型行動タイプ等。アルコール依存者やサラリーマンの反復欠勤者のなかにも軽度ながら強迫性格者がいる。日本の「真面目人間の不真面目」とでもいうべきであろうか。もっとも、これはＤＳＭにいう正式の「パーソナリティ障害」というほど偏倚の強いものでない。しかし、この程度の軽い偏倚にも目配りするのが、ポストモダーンといわれる日本のような社会ではむしろ必要であろうか。

神経症学からみた心身医学の位置づけ（一九八四）

1　まえおき

神経症（ノイローゼ）という言葉も心身症という言葉も、ともに今や日常会話の中のものになった。ノイローゼというドイツ語がマスコミにあらわれたのは、亡くなった堀要《かなめ》氏（児童精神医学者、名古屋大学名誉教授）の言によると、「文藝春秋」に載った高見順の文章が最初で、昭和三〇年代の初めだった。かたや心身症がポピュラーになったのは、心療内科の池見酉次郎氏や精神科医の金子仁郎氏といった先達たちの啓蒙の力も大きかろうが、例の機長さんが心身症だったという不幸な航空機事故も皮肉な役割を果たした。ともあれノイローゼも心身症も、ともに心、情動、ストレスにかかわる病気である。しかも、ともに精神病のように人格（パーソナリティ）の構成を揺がすような重篤な病気ではない。心の病いとしては軽量級に属する。いいかえれば正常と異常との境目あたりの、誰もがなりうる可能性をもつ障害である。こうした軽量級の心の病いに人々の関心がむくようになったのは「豊かな時代」が到来したせいであろうといわれる。衣食足って、ということなのだろう。

われわれ精神科医は精神病（ノイローゼに対してプシコーゼという）という元来の重々しい治療対象をもっていて、ともすればそちらに気をとられがちではあるが、社会の要求がこのように軽量級の対象に向きだしている今日、それをまったく無視することはできないだろう。たとえば、他科の医師たちがわれわれに求めてくるのは精神病の本格的治療よりも、はるかに軽い、ときには神経症というほどのこともない程度の社会不適応（あるいは病院内不適応）に対するアドバイスといったことがらのほうが多い。リエゾン精神医学がいわれるはずである。

というわけで、神経症学と心身医学はいってみれば盟友関係にあり、事実、神経症学に関心をもつ精神科医で日本心身医学会に入会している人は少なくない。筆者もその一人である。そして心身医学会の会場で、心理療法とか心理テストとか、あるいは「気づき」といった（いささか未熟で耳ざわりな日本語ではあるが）心に関する術語が内科医や小児科医の口から話されるのを耳にするのは精神科医として悪い気持ちではない。それどころか、逆に（というと心身医のドクターに叱られるかもしれないが）われわれの知らない心の問題について彼らから教えられるところも少なくない。たとえば慢性疼痛患者などは、精神科ではそれほど数がみられないので、内科のドクターで心身医学的素養のある人の教示を得るしかない。周知のように、多くの心身症患者は自分の病気を心の病いとして扱われることに強い不満をもつので、かりに内科のドクターが精神科への紹介状を患者に手渡しても、なかなか精神科に来てくれない。精神科医の方はずいぶん関心をもっているのだが、むこうが来てくれない。来てくれても、精神科医が神経症患者に対してふつう行っているオーソドックスな面接や治療の手順に素直にのってくれない場合が多い。後に述べるが、どうもこれは日本だけのことでないらしい。先進国米国でも根本は同じらしい。というように、近い関係にあるのに筆法のちがう神経症学と心身医学である。このたび「神経症学からみた心身医学――その異同」というテーマをいただいたのを機に、思いつくところを少し述べてみる。もちろん将来よりよい関係が両者の間につくられることを念じて、である。

2　神経症とは？　心身症とは？

神経症とは何か。心身症とは何か。

読者の便のために簡単に整理しておこう。実は二つとも概念としてはあまりしっかりしていない。人によってはまぎらわしいから使わない方がよいというくらいである。事実つい数年前に公表された米国の新しい精神科の診断マニュアル（ＤＳＭ‐III）には、この二つの概念はともに正式なものとしては出てこない。しかし、概念としては不十分だが、便利さという点では捨てがたい効用があるので、おそらく今後もこの二つの言葉は（非公式でも）使われつづけるのではなかろうか。

まず神経症について。神経症という言葉ができたのは二〇〇年ばかり前である。そのころは今の概念とちがって「神経系に関するすべての非炎症性疾患」を総称する名前だった。そのころは神経科医《ニューロローグ》が取り扱っていたらしい。以後二世紀の間に次第に純化されて、今日の意味になり、精神科医が主と

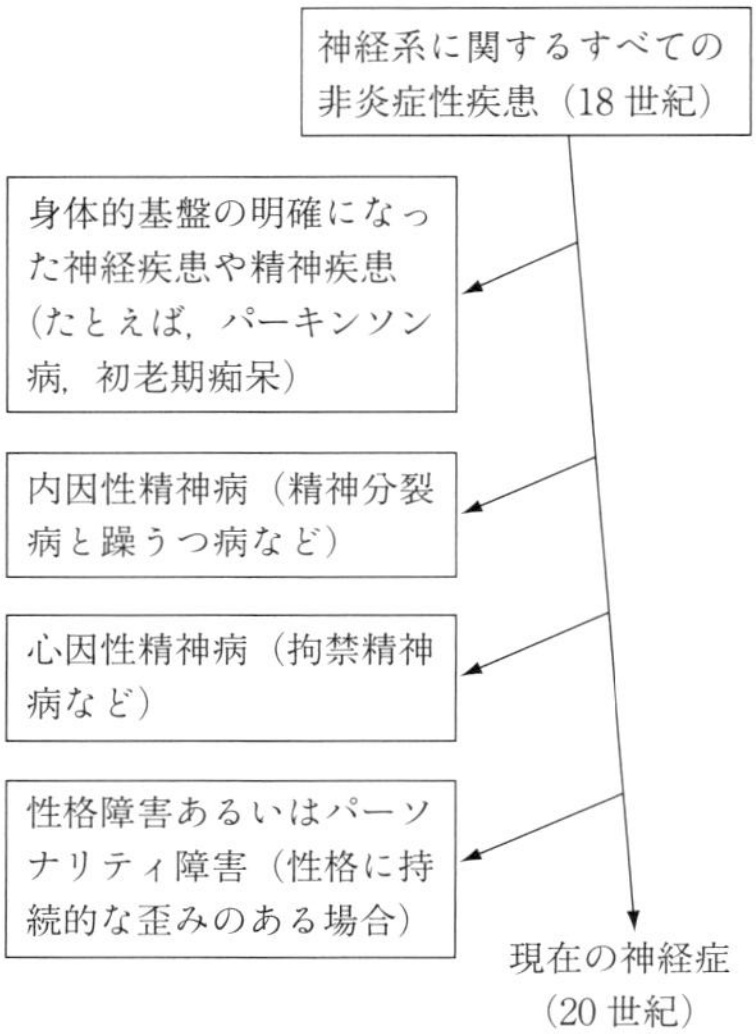

図1　神経症 neurosis という概念の歴史的変遷

して取り扱う領分になった。その事情をお示しするために図1をかかげよう。もとはドイツのベンダーという人が作った図だが、私が簡略化したものである。上から順に次のような病気が除外されていく。まずパーキンソン病だとか初老期痴呆のように神経系の病理が明らかになった疾患が除かれた。ついで内因性精神病（分裂病と躁うつ病など）も症状、経過からして別の臨床単位とされ、除外された。第三には、心因性・環境因性におこる適応の失敗でも、精神病というほどの重さにいたるものは除かれた。最後に、人生のかなり早い時期から生じた性格の恒常的な歪みは性格障害とか精神病質という言葉で別に考えることになった。こうして「現在の神経症」の輪郭が出来上がったわけである。

以上は除外的な定義だが、逆に積極的に現在の神経症を定義しようとするとどうなるか。さしあたり形式的にいえば、四つくらいの標識をとり出せる。(1) 原因的には心因・環境因によっておこるところの（社会生活への）不適応で、(2) その程度は軽症であるが、(3) ただし「一定の病状」が一定期間つづく、(4) 原則として可逆性である。

少し補足すると、神経症をひきおこす心因にはいろいろあるが、一方の極には第三者にもそれとわかる、はっきりした出来事（たとえば愛する者を失うとか、事故にまきこまれて死ぬ思いをするとか）があり、他方の極には、本人にさえ漠然としか自覚できない内的葛藤的な出来事（たとえば親しい人間同士の間のひそかで長い愛憎のもつれなど）がある。精神科でみる現代の神経症では、どちらかというと後者に近いケースが多い。そしてそういうケースではえてしてパーソナリティ（性格）上の問題も一緒に関与している。長期にわたる心因プラスパーソナリティ要因ということになると、当然のことながら精神科における神経症の治療は相当程度に深くて長いものであらざるをえない。また、そうした神経症は、つねに「一定の」症状を示すことが経験上知られている。単にイライラするとか神経質というだけでは神経症とはいわない。神経症性不安を中心に強迫症状、恐怖症症状、離人症状、抑うつ症状、転換症状、解離症状、心気症状、森田神経質の症状、（近頃では）境界例症状などと一定のパターンが決まっている。もう一つ、それらが一定期間つづかないとノイローゼといわないこともつけ加えなければならない。不安や恐怖や強迫それ自体は健常人にも生じることがあるが、その場合は長続きしない。一晩寝れば消えたり、一週間もすれば忘れる。しかし神経症のそれは原則として反復し、慢性的に続く。そのような神経症を病む人は当然心理的に苦痛で、しばしばそのために、社会適応力を弱めているから、どうかしてその精神状態を良くしたいと真剣で、かりに人が止めても、自分から精神科へやってくる。

では心身症とは何か。この概念ができたのはごく新しい。三〇年か四〇年前である。だから、今のところまだ神経症概念以上に曖昧《あいまい》さを残しているのはやむをえない。日本心身医学会の定義（一九七〇年）は割合よくできているので、それを引用しておこう。狭義と広義と二段構えになっている。狭義には「身体症状を主とするが、その診断や治療に心理的因子についての配慮がとくに重要な意味をもつ病態」である。つまるところ身体の病気である。たとえば十二指腸潰瘍とか円形脱毛症のように。広義には「身体的原因によって発生した疾患でも、その経過に心理的因子が重要な役割を演じている症例や、一般に神経症とされるものであっても、身体症状を主とする症例は、広義の心身症として扱った方が好都合のこともある」。こうなると睡眠障害や自律神経症状を伴うことの多い内因性の軽症うつ病を心身症に入れることができるようになる。それを良しとする人と否とする人と意見が分かれるだろう。

なかには、さらに広義にとり、「どのような身体疾患にも心理的因子の関与がないはずがない」という理論に立って、極端にいうとどんな疾患でも心身症にする人もいる。こうなると心身一如《いちじょ》をとくところの臨床医学的ムーブメントとしてはよいのだが、サイエンスとしてはいささか問題だろう。心身症という概念の曖昧さのしからしめるところである。そういえば神経症についても、その概念を拡散して「すべての人間は神経症である」式のことをいった人が過去に何人かいた。しかし、彼らは今から思うとあまり果実を残さなかったように思える。

ところで、今日はこのように心身症概念の拡散が流行のようだが、しかしわれわれのように神経症学（さらには精神病学）をやっている者にとっては逆に心身症の中核、心身症の本質、心身症の理念型をもっとはっきりさせてほしいという気持ちもつよいのである。「理念型」というのは周知のようにドイツのかつての社会学の泰斗マックス・ウェーバーの言葉である。すべての心身症ケースにくまなく当てはまるものではないが、われわれがそれらに照らして、はじめて実在の個々の心身症患者を観察し比較し秩序づけることのできる、そのような基本概念である。

精神科医の多くは、神経症という言葉を使うとき、そのような理念型を考えている。上述したように米国の最近の診断基準が神経症という曖昧な概念をなくしてしまおうとしたことに対し、われわれが一方でその果断に一定の評価を与えつつ、他方で何となく割り切れない気持ちをいだく一つの理由は、理念型としての神経症をわれわれの臨床では（かりに神経症を専門とせず、精神病ばかり扱う精神科医がいたとしても）捨てるわけにいかないからなのでないか。心とか精神という次元を扱う臨床では、つねに「理念型」が要るのではなかろうか。

以下、そのような考え方に立って、神経症と心身症を比較してみたい。そうすることは、もちろんわれわれ精神科医にとっても、心身症とくらべることによって神経症の理念型を一層たしかなものにするという利点もあるはずである。

3　転換ヒステリーと心身症

歴史的には米国の精神分析家たちが現代的な心身医学の誕生に大きな役割を果たした。結果的には精神分析という心理的治療法は、当初予想したほどに心身症に効力をもたらさなかったのだが、しかし心身症の本質をえぐるという意味では当時の精神分析家たちの精神病理学的言及には鋭いものがあったと言わざるをえまい。その中からまず第一に選ぶべきは、やはりアレクサンダーか。彼は（一九五〇年）ヒステリーという古典的神経症の身体症状、つまり失立失歩、失明、感覚脱失、けいれんなど、いわゆる転換ヒステリー症状が次第に消化器潰瘍や高血圧など、いわゆる器官神経症症状ないしは心身症症状にとってかわられつつあることを指摘し、同時に両症状の性質の違いに言及している。その後も同様の考察を行った人が何人かいるが（たとえばドイツのオーソドックスな精神科医バイヤー）、それらを要約すると次のようになろう。

転換ヒステリーも心身症も、心的なものが身体を舞台にする点において、そして身体障害が心的次元の問題性をおおい覆す可能性をもつ点で軌を一にしているが、転換ヒステリー症状が他者に可視的で、外在性で、粗大で、そこに象徴的意味を読みとりやすい症状であるのに対し、心身症の症状は内攻的で、他者から直接見えず、かつ象徴性のない症状である。心身症症状の中にも転換ヒステリー症状ほどではなくとも象徴性をよみとれるとする人もあるが、概してそれは無理だろう。

この区別は一見単純だが、神経症と心身症の本質的な区別をよくあらわしているのではなかろうか。象徴性とは、たとえば失立失歩という身体症状に「もはやこの先、立って歩く気になれない」という深刻な絶望の代理的意味をみてとることである。もちろんすべてのヒステリー症例にこうした意味はよみとれない。しかし、注目してよいことだと私は思うのだが、精神科の神経症学は、精神分析的であろうとなかろうと、このように了解学の線上にある。出来ても出来なくても、まず「どこまで了解出来るか」という眼をむける。だから、たとえば単に自律神経失調症状をみるだけでは満足しない。過換気症候という生理学的説明だけでは何となくもの足らなくて、不安神経症という病名のほうを私たち精神科医は好む。

もっとも了解と一口にいってもいろいろのレベル（ないし程度）があって、たとえば、ごく常識的な了解もあれば、高度に解釈学的了解もある。神経症は軽症の障害で、正常な心理と接近しているがゆえに、しばしば安易に常識的了解がそこに適用されがちだが、果たしてそれが正しいかどうか、問題にしようと思えばできるのである。不安一つとっても、病的不安と正常範囲内の不安は連続しているのかどうか。解釈学的了解をもってほんとうの了解とする人々からすると、不安すら安易な日常的了解をゆるさぬ領域である。ましてや強迫とか嗜癖とか性倒錯とかとなると一層であろう。了解が「精神の科学」にとってもつ重要性については別のところで述べた。(4)

心身医学のドクターたちも、もちろん了解的な眼で病人を診ておられる。たとえば、「心身症とは心の身体へのコントロールが失われた状態であり、神経症は心の心へのコントロールが失われた状態である」といった見方を、たしか石川中氏がかつてしておられたと記憶するが、これなどは、すぐれた了解だと思う。しかも心の身体へのコントロールという了解には、ただちに治療法への反映があって、実学的即戦性がある。では、こういう心身科医の了解と精神科医の了解はどこがちがうのか。その点は一考に値すると思うが、そのことを考える前に、もう少し先人の仕事を記載しておかなければならない。

4　アレキシシミアをめぐって

神経症学から心身症の心理学へおくられた今一つの寄与は池見氏の紹介以来、わが国でも有名になったアレキシシミア（Alexithymia）だろう。「失感情症」とふつう訳されているが、これは諏訪望氏(3)が指摘されるとおり、「感情の言語化の欠損」の意味であろう。あるいは少し意訳にすぎるかもわからないが「内面凝視力の欠如」といってもよいだろう。

このことをいいだしたのは元はフランス人らしいが、はやらせたのは米国のシフニオスとニーマイヤである。このうちニーマイヤはボストンの精神分析家で著名な神経症研究家であり、同じくらい有名な教育家である。神経症との対比において心身症患者の特性をとりだすにはうってつけの人物だろう。興味があるのはボストンという先進的大都会の精神分析家によってこの概念がとなえられたことである。精神分析家の門をたたくことにそれほど抵抗感がないはずのところでも、やはりそうなのかと思う。将来、わが国で精神科の敷居がますます低くなって（今でもすでに相当に低くなってはいるが）もっと多くの人が平気で来院されるようになっても、ひょっとすると中核的典型的な心身症患者は自分の問題を心のそれと感じるセンサーが小さく、したがって精神科医の方がアプローチの仕方を変えないかぎりやって来にくいかもしれない。

ところでアレキシシミアという概念のつくられ方をみると、その裏には人間は自分の心の動きをいつも感じとり（言語かそれにかわる手段によって）表現できるはずだという神経症学の基本的な考え方があるのがわかる。もっといえば、人間は主観的苦痛を悩む能力をもつはずであり、治療は、したがって、その能力をたかめ、しかるべき悩みを悩みとすることを彼に可能にすることだ、というフィロソフィーがある。人生の困難に人間は直面化（コンフロンテーション）して言語化することが大切である。心身症という病気には、しかし、この作戦はどうも通じない。言語化はそもそもはじめから目標にできない。行動療法のように（直面化させるにしても）行動レベルでの医療のほうがよい。そういう考え方がある。

主観的苦痛を悩む力（ライデンスフェーヒッヒカイトというドイツ語はこういうことがらを表現するのによい響きをもっている）を高めるという力動精神医学的治療の原則は、少し言葉を換えていえば、人間の成熟を促すということでもある。神経症になるということは多少とも未熟さを分母にもつからであり、したがって、治療するとはイコールより成熟させることだ、という考え方である。たしかに、心理療法をうけた人でときどき次のようにいう人がいる。私はノイローゼにかかってよかった。それを通り抜けることで成長した、と。たいてい二年も三年もの長い治療をうけた人にして言える言葉である。よく考えてみると、しかし、そもそも人間の成熟とか未熟とはどういうことか、心理学的に今一つはっきりしないし、他方二年、三年という時間をすごせば（成長ざかりの若者などは特に）それだけでも多少は成長するだろうから、上のような病人自身の言葉のすべてをわれわれ治療家の功績にすることはできない。しかし成熟とか未熟という言葉がそれほど抵抗なく精神科医ないし精神療法家のわれわれの口から出るのは事実で、それは精神科の神経症学の治療観の一端をよく表わしている。単に心をコントロールできるようになるだけが治療の目標ではない。さらにいえば、人間の成熟のためには時間が要る。時間をかけるということは、したがって、精神科の神経症治療に不可欠の今一つの要件である。

したがって神経症学から心身医学に近づこうとする医師はえてして患者から深層の実存的な悩みが言葉として出されることを秘かに期待する。しかし、言語化が必ずしも得策でないことを今日われわれは心身医学のデータから知らされている。その理由は心身症の人にアレキシシミアがあるからでもあるし、また次項に述べるが、症状移動を無理におこさせようとすると、それまであった心身症という形のそれなりの安定がくずれ、心理状態が悪くならないとも限らないからである。心身医学の治療研究が教えるところでは、かりに洞察療法を行うにしても、あまり深層に入りこまずにすむ常識的なもののほうがよいようである。

5　症状移動《シンプトームシフト》

神経症学から心身医学への先人の寄与の第三は、神経症や精神病の治療中にときどきみられる心身症的症状の出現とその逆の消失であろう。広い意味で症状移動である。最近、このことについて下坂幸三氏[1]の要を得た総説がある。

現象としてはたくさんあるが、よくみうけるのは分裂病で、かなり重い人が身体の病気で（たとえば骨折とか虫垂炎で）手術をうけるため外科病棟へ転床したとき、その間だけ幻覚や妄想が消え、まことに正常に振るまう。しかし身体の方が治癒すると、しばらくしてまたもとの幻覚妄想状態にもどるといったことがある。また、長年固定的だったうつ病や分裂病の症状が動き出すとき、かなり激しい、身体症状、たとえば激しい下痢がおこるといったこと（この点についてわが国の中井久夫氏[5]の指摘は有名である）、神経症の治療がようやくうまくいきだすと、今まで長くつづいていた鼻炎だとか眼病が突然消えるとか、逆に重症の神経症が良くなってくるとしきりに風邪をひきだすといったことは、私の経験の中にもまれならずある。まるでシーソー現象のようである。このような精神症状と身体症状との間の「症状移動」は実は早くからフロイトやヴァイツゼッカー（ドイツ系の心身医学の先達）によって取り上げられた古典的テーマである。今後、心身医学がもっと多くのデータを提供してくれるなら、「心身連関」という古くて新しい哲学的テーマを考える上で重要な経験科学的データとなろう。

　ところが最近は、精神症状と身体症状という二元に加えて、もう一つ（社会）行動上の症状という次元が加わって三つ巴になった。自殺企図、ギャンブル、嗜癖、性的逸脱、盗み、過食、無断欠勤、登校拒否、家庭内暴力、その他、種々の退行的行動はまたしても繰り返される特徴がある。しかも決して（想像されるような）社会不適応者におこるのでなく、心身症や神経症レベルの軽い障害の人にみられる。かくていわば心身というだけでいかなくなった。社会的存在としての人間もふくめて、より全体を神経症学と心身医学が共同して志向していくのは、むしろ望ましいことだろう。

　しかし臨床的実際的レベルで、この三系列症状の関係をどう考えたらよいか。筆者がよく使っている図2でいうと、十二時の方向は典型的な神経症がつくるところの典型的な不安を中心とする主観症状の生れるベクトルで、この場合は主観的に苦しいから自分から精神科医をおとずれる。ついで四時の方向は中核的心身症にみられる身体化の方向で、この場合、主観的不安の自覚は少ないかまったくないが身体面の症状に

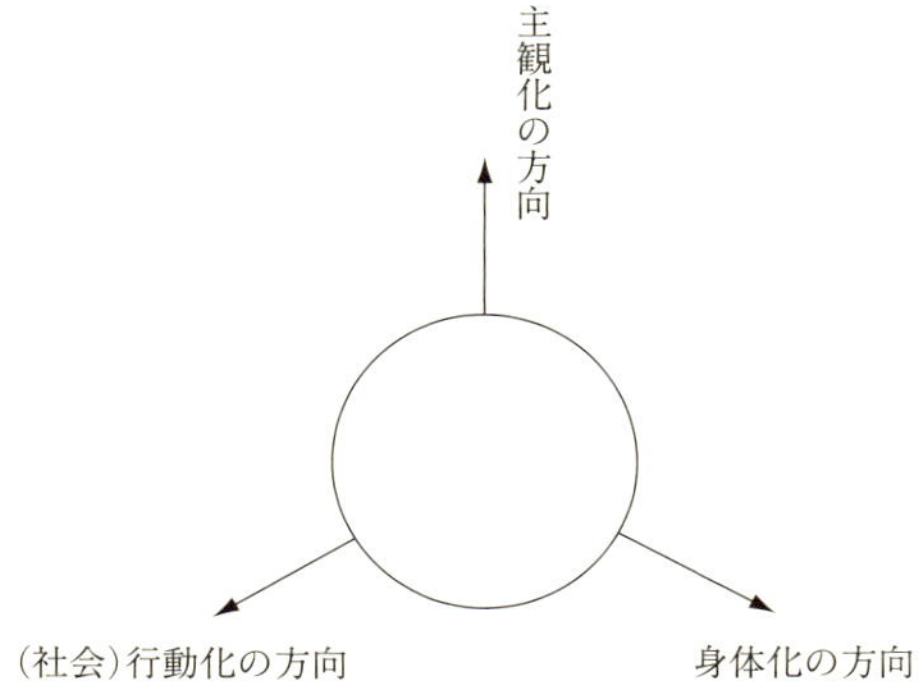

図２　３つの症状系列あるいは不安の解消方向

悩まされる。最後に八時の方向は行動化の方向で、ここには先に述べた一連の社会行動上の乱れがあらわれる。この場合も典型的には、はっきりした主観的不安を伴わない点で、四時の方向、つまり身体化の方向と一脈通じる。実際、行動化へむかう人にはアレキシシミア（感情の言語化の欠損、内的凝視力の貧困）も同じようにある。もっとも行動化の方向へ行く人は、短いがつよい主観症状をときに呈するので、身体化の方向にむかう人にくらべると、われわれ精神科医の前に自ら姿をあらわすことが少なくない。少女の神経症性の無食欲、アノレキシアなどは身体化の方向と行動化の方向を両方もっているので、いってみれば六時くらいのところにあるというべきか。上記、下坂氏は、アノレキシアの人が内科で治療をうけているときはそれほどでなかったのに、精神科へ移って本格的な心理療法をうけ出すと一時退行が促進され、さまざまな行動化が頻発するようになることがあるといっておられるが、われわれのケースでもそういうことはよくある。

三系列の間の症状移動をもう少し詳しく研究することは、実際的にも理論的にも必要と思われる。その問題は表現を替えれば、症状選択の問題ということもできる。たとえば、ほとんど同じパーソナリティが神経症学でも心身医学でも記載されている。このあたりはもう少し歩みよって互いに確認し合う必要のある領分の一つであろう。精神科医がメランコリー親和型性格（テレンバッハ）といったり、執着性格（下田光造、平沢一）といったりするところと、他方、心身科医が心筋梗塞の病前性格として特徴づけるA型行動パターンとは、基本的には大変よく似たパーソナリティである。そういう同じ性格の人がときに主観化の方向をとって軽症うつ病になり、ときに身体化の方向をとって十二指腸潰瘍や心筋梗塞を病み、ときに行動化の方向をとってアルコール乱用におちいる。身体化という一つの方向（四時の方向）の中のみでの「器官選択」の解明は、すでに早くから試みられているが、これに加えて、同じ性格型という土台の上に発する三つの方向（十二時、四時、八時）の「症状選択」も十分考察に値する現代的テーマと思われる。

6　むすび

心身医学のドクターたちにあうと、いつも明るい印象をうける。何故だろうか。一つには常識的な考え方をする人が多いからでないか。また新興の学問分野の力強さももちろんあずかっていよう。かたや精神医学出身の神経症の治療家たちはどうか。もちろん森田療法あり、精神分析あり、ユング派ありでいろいろの人がいるのだが、一言でいって心身科医のもつ明るさを彼らはもっていない。典型的な神経症の治療は一般的にいって想像されるより長く、年単位である。そしてその治療法は心身科医のそれにくらべるといささか常識逸脱的である。薬も使うし、社会復帰療法も家族療法も併用し、多元療法的なのだが、根本では神経症の人の心理を正確に了解することが精神科医の中心戦略であると思っている。しかし、なかなかうまく了解できない。したがって、当然そこにいろいろの仮説が要請されることになり、ああでもない、こうでもないと四苦八苦する。精神科医があまり明るくない所以の一つだろう。

あるいは、心の病いとしてはほとんど同程度の軽いものを扱いながら、心身科医と精神科医で考え方が少しちがうのは、前者が心身症の心理を健康者の心理の方へと引きつけて了解しようとされるのに対し、後者は境界例だとか内因性精神病という「奥の院」的な、より重い障害を視野の脇におきつつ、それを基準として心身症や神経症をみる癖があるからかもしれない。このように微妙だが違いがあるから、将来、内科医出身の心身科医と精神科出身のリエゾン精神科医がよりよい協同を行うためには、それぞれの持味を生かしつつ、同時に相手の利点を学ばなければならないだろう。たとえば、われわれはリエゾン精神医学をやるに際し心身科医のもつ楽観主義をもう少し輸入してもよいのではないだろうか。自分たちの毎日診ているクランケよりはるかになおしやすいクランケが、精神科の診察室以外のところにはたくさんいることをわれわれはもっと知っていたほうがよい。一、二回の（精神科医の面接にしてはごくありきたりの）面接だけで十分よくなる人がたくさんいる。アノレキシアの少女でも、精神科にも内科にも到達しないで良くなる人がいくらもいる。そういうとき精神科医はよく、もう少し長いフォローをしないとなんともいえない、と慎重論を口にするのがつねだが、ある意味ではこれはわれわれの悪い癖かもしれない。リエゾン精神医学をやろうと思えば「いま、ここ」の勝負を優先しなければならないのだから。

しかし、リエゾン精神医学ばかりやっていると、神経症研究の精神科医は少しばかり欲求不満におちいることもまた確からしい。サービスとしては大いに意味のある仕事だが、常識心理学の中での毎日であって、精神病理学の使いようがないし、その研鑽の場もない。だから、リエゾンをやる人は一方で自分の精神科医プロパーの外来なり病棟をもちながら副業としてやるのでないと長つづきしないかもしれない。逆にいうと、リエゾン精神医学の新しい一分野のごとくいわゆる精神腫瘍学（サイコオンコロジー）などは精神科医より心療内科医にゆだねるべきものではなかろうか。

それから最後にもう一つ。心身医学の教えに耳を傾けることからわれわれが考えることができるのは、従来の神経症の（本質的）分類を少し改変することであろう。たとえば、フランスのエイの分け方[6]でいくと、神経症もまた（精神病と同様に）、(1)「意識野の解体」としての神経症と、(2)「人格の軌道の歪み」としての神経症に分かれる。たとえば、不安が主導的ないわゆる不安ノイローゼの中にも(1)と(2)の二つを分けることができる。この見方は今日においても大変面白い視点と私は思うのだが、ここにもう一つ(3)として「心身の統合の破綻」としての神経症を加えるのはどうであろうか。治療でいえば(1)には今日しきりにいわゆる薬物療法が、(2)には長い本物の心理療法が、(3)には心身科医のいうコントロール療法か、短い簡便心理療法が、という具合に整理できるのではなかろうか。もちろんこれはまだ思いつき段階である。しかし、そういうことを考えさせられる点で、心身医学との交流は、われわれに益するところが多い。

最後に。心身医学者が精神病とまではいかずとも神経症や境界例といった領分の精神病理学について多少とも知っていただけると、精神科医としては話相手が出来て有難い。そのあたりになると常識心理学ではリーチがとどかなくなる。精神医学が精神病理学という専用の心理学をつくり上げる必要のあった領域である。心身科医が扱われる心身症の中にも、私たちからみると明らかに境界例と思われるものがあるし、かりにそういうケースを取扱われずとも心身症と神経症の異同を知っていて下さることは、今後の交流のために望ましい。

さらに蛇足を一つ。心身症をあまり無造作に心身一如的立場から説明しすぎないための自制もお互いに多分必要であろう。心身相関の問題はアポリアである。心身相関問題への寄与という点では心身医学も神経症学もともに経験科学として絶好の位置にいる。それだけに心身相関を論じるのにふさわしい方法論をそれぞれの領分からもちよりつつの共同が望まれる。

文　献

（1）下坂幸三「基礎的問題」『現代精神医学大系7Ａ　心身疾患Ⅰ』三―三六頁、中山書店、一九七九年。
（2）諏訪望「心身症概念の再検討」精神医学、二六巻、一二三八―一二四九頁、一九八四年。
（3）笠原嘉「ヒステリーの減少」『精神科医のノート』三一―四九頁、みすず書房、一九七六年。
（4）笠原嘉「精神の科学」第一巻の「概況」中の二〇―四五頁、岩波書店、一九八三年。
（5）中井久夫「精神分裂病状態からの寛解過程」宮本忠雄編『分裂病の精神病理2』東大出版会、一九七四年。『統合失調症2』みすず書房、二〇一〇年に再録。
（6）笠原嘉「神経症についての総論」『精神病と神経症』第二巻、九二一頁、みすず書房、一九八四年。

対人恐怖症と社会不安障害（二〇〇六）

――伝統的診断から社会不安障害を考える――

はじめに

Taijin-kyoufu-shou（対人恐怖症）の研究がわが国で森田正馬によってはじめられたのは一九二〇年代である。ニューヨークのリーボウィッツ、シュナイダー氏らが社会不安障害（social anxiety disorder: SAD）（DSM-IV）の前身である social phobia（DSM-III）を新しくつくったのは一九七〇年代である。これら social phobia のもとになったのはイギリスのマークスの業績で、一九五〇年代だったと思う。これらの間に多少の違いはあるにしても、人前で過度に緊張し不安になり、そのことを必要以上に苦にするタイプの悩みであることに変わりはない[1]。

今日、ＳＡＤという病名を使うことは世界的視野をもつという点でもちろん喜ばしいことだが、わが国で診断し治療しようとすれば、約五十年の歴史のある対人恐怖症の研究史を忘却すべきではないだろう。文化結合的な側面も否定しがたいし、森田療法という精神療法の着眼点も捨てがたい、と思うからである。

以下、対人恐怖症の研究史をざっと振り返る。

1　一九二〇〜三〇年代の対人恐怖症

1　森田の研究

森田正馬の「森田神経質[2]」研究はわが国のオリジナルな精神医学業績の一つとして特筆すべきもので、同時代の多くの日本の精神医学者が森田の学説に敬意を持っている。なかでも内村祐之はその名著『精神医学の基本問題』(医学書院、一九七二)の中で森田療法に一章を割いているほどである。その森田学説のなかで記された「対人恐怖症」という中心概念は、今なお専門家のみならず一般人のなかでも生きている。

森田神経質はわが国の神経症研究のはじまりでもあった。治療法から生まれた疾病概念である点でも興味深い。また、多軸評価としてI軸(症状)とII軸(性格)を含む点も面白い。つまりI軸は対人恐怖で、II軸は森田神経質である。症状と人格をセットで一つの臨床概念にした試みは、後にクレッチマーの「敏感関係妄想」くらいしか例がないのではないか。

治療について、森田は〝ヒポコンドリー基調→精神交互作用→とらわれ〟という日常心理学的で単純かつ理解しやすい構図をつくった。ヒポコンドリー基調とは、身体の好不調を気にする性向を指し、いろいろ気にするうちにそれが徐々に症状になり、とらわれてしまう。いかにして身体への注意を外すか。このあたりは認知療法の一端に十分組み入れることができるだろう。森田療法のかくされた目標は「ライフスタイルを変えさせる」ことが目標である。そのために彼が作った標語を表1[3]に示す。注目すべきは、「症状をあるがままに受け入れよう」「常に何かをするような生活をせよ」という言葉であり、これらは直にライフスタイルに言及している。「形を正す」とは、何かをきちんとやることであり、一見明治時代の人の独特の感じが表れているようだが、時代を越えて大事な標語と私は思う。また「気分本位をやめる」「愚痴を言わない」「病気の中に逃げ込まない」「完全欲にとらわれない」「自信をもとうとしない」なども面白い。少し逆説的であるが、「自信をもて」ではなく、「自信をもとうとしてはいけない」。これは自信をもとうとするから症状を悪くすると考えるからである。

表1　森田療法の標語（文献3より）

- 症状をあるがままに
- 常に何かをする生活
- 形を正す
- 気分本位をやめる
- 愚痴を言わぬ
- 病気の中に逃げ込まない
- 完全欲にとらわれない
- 自信をもとうとしない

2　力動精神医学の研究

また当時、精神分析がわが国に流入しはじめたころであった。そして分析家も赤面恐怖などを取り上げている。たとえば山村道雄は、「赤面恐怖への精神分析研究[4]」という業績を発表した。その当時の精神神経医学会の抄録集を読むと、面白いことに森田療法と精神分析はいつも鋭く対立していて激しい討論をしていた。深層心理を考慮に入れる仮説を森田一派は嫌ったようである。

同じころ、海外ではドイツのクレッチマーの説[5]が敏感関係妄想という概念をつくった。今日米国精神医学が主流になりドイツ精神医学を代表する一人であった彼の名は消えてしまったが、しかし心理学者セオドア・ミロンのつくったといわれるＤＳＭ－Ⅳのパーソナリティ障害の中の301.82“avoidant personality disorder”にはクレッチマーの説を大幅に取り入れた跡がある。これは対人恐怖と関係が深い。

2　一九六〇～七〇年代の臨床研究——重症型への注目

一九六〇～七〇年代のわが国の臨床研究では、どういうわけか「重症対人恐怖」が着目された。重症とは独特の妄想、たとえば、自分から匂いが出ていて人に嫌がられるという妄想をもつ体臭恐怖などがその典型である。一九六一年、はじめに足立[6]が「嫌な匂いを発散させている」という題で一例報告したことに端を発し、多数の報告があいつぎ、自己臭恐怖という概念が広まった。当時、「ボーダーライン」という概念がわが国の精神科で流行っていた。現代の米国のボーダーライン人格障害ではなく、分裂病と神経症のボーダーラインという意味であった。ホックが、pseudoneurotic schizophrenia（偽神経症性統合失調症）という概念を提出したのとよく似ている。この考えもＤＳＭでは消えてしまって、「パーソナリティ障害」のなかの一型に位置づけられることになる。この分裂病と神経症の間にある境界例は時々精神病的になり、とくに関係妄想が出現するのが特徴である。それをホック[7]は巧みに「小精神病（micropsychosis）」とよんだ。現在は brief psychotic disorder（短期精神病性障害）というしかない。ある種のタイプの患者は普通 neurotic（神経症的）といえる範囲だが、時々 psychotic（精神病的）になる。その psychosis の状態は「周囲の人が自分のことを噂している、見ている」という内容で、主訴は自己臭であったり、自分の顔貌や目つきや雰囲気が人に迷惑をかけると思い込んだり、人を傷つけていないかと案じる。

一九六七年、植元、村上、藤田ら[8]は「思春期における異常な確信的体験について」という論文で思春期妄想症という新しい臨床概念を提唱した。一九七二年、筆者らも『正視恐怖・体臭恐怖[9]』という本を書き、「自己視線恐怖」「重症対人恐怖」「自己漏洩」という概念を提示した。自分の視線が人を傷つけるという思い込みであり、そのため人と目を合わせられない。この記述は外国文献になかったので、米国の知人に相談して、「目と目を合わせることの恐怖（Fear of Eye-to-Eye Confrontation）」という言葉をつくった[10]。これはＤＳＭ－Ⅳにも一行だけ出てくる。“blushing”“eye-to-eye contact”“one's body odour”とあり、“*taijin kyoufusho* in Japan”と書いてある。

なお、われわれはこの小著の中で、重症型を考慮に入れて対人恐怖症を臨床的に四段階に分けた。つまり、

（1）平均者の青春期という発達段階に一時的にみられるもの
（2）純粋に恐怖症段階にとどまるもの
（3）関係妄想症をはじめから帯びているもの

(4) 統合失調症の前駆症状として、ないしは統合失調症の回復期の後症状としてみられるものに分けた。これはこの小著のメインな主張ではなかったが、幸い思った以上に引用され、感謝している。治療についても当時熱心に行った。たとえば、筆者は自由連想期間も含めて四年をかけた一重症例の精神分析を報告した[13]。同じころ(一九七七年)、山下格は北海道での自家例一〇〇例を丁寧に分析し、確信型と称するタイプのあることを述べた[11][12]。

3 一九八〇年代(DSM)以後

一九八〇年代、DSMに社交恐怖症 social phobia という概念が登場した。DSMは米国と英国の概念を合わせようというのを目的の一つにしていたもので、イギリスのマークス(Marks I)の social phobia という概念をそのまま受け入れたわけである。

しかし一九九〇年にニューヨークでのAPAシンポジウムにおいて social phobia が取り上げられた際、聴衆はごく少なかった。人々の関心は米国ではまだまことに低かった。筆者はリーボウィッツ氏とシュナイダー氏からの促しを受けて、"social phobia in Japan"[14]というテーマでシンポジウムに参加した。しかし薬剤の話ばかりであったように記憶する。たとえば「何故、MAOインビターを使わないのか」という質問を何度も受けた。

一九八七年にソウルで social phobia の日韓のシンポジウムが開かれ[15]、わが国から土居健郎や森田療法の研究家など五名が、そして韓国側も五～六人が参加した。このシンポジウムは二〇〇〇年にもう一度開かれた。意外にも韓国にも視線恐怖は存在するという話が出た。こういう国際比較が可能になった一因はＤＳＭ－IIIが出来たからであった。しかし、私の語学力や読解力の不足のせいか、彼我の違いは今一つ明らかにならなかった。今後に期待したい。

一九九七年にクラリットらが[16]、"The offensive subtype of Taijin-kyoufu-sho in New York" という論文を書いている。重症型は、offensive で「視線が人を傷つけたりする」ということを表しているのだろう。

わが国でも二〇〇〇年に岩瀬らは[17]、"Performance, interpersonal, offensive type" を発表している。二〇〇三年には永田らは[18]、「治験広告によって来院した症例」を発表した。治験広告は米国の新聞にはよく掲載されるもので、治験の自発的参加を新聞の読者に広くよびかける。軽症の人が多数応募してくる。自発的な来院例にまではならなくとも、この基準で評価すれば患者というべき人が多数潜在しているということであろうか。日本人だけではなく他国でも。

4　二〇〇〇年代の症例

その後は精神科クリニックの観察である。現代の症例として、最初に中年、とくに三〇代なかばの婦人と、つぎに青年の重症例をあげる。最初の中年の婦人は、子供が大きくなるとＰＴＡへ行かなくてはならず、久しぶりの社会状況が与えられたため、対人恐怖が生まれる。よく聞いてみると、じつは若いときにも似た症状はあったという人もいる。結婚して家庭の中にいる間はあまり問題にならなかった。しかし、PTAなど社会的かかわりが必要となってからはじめて出現したという人もいる。筆者は「PTA症候群」と仮称しているが、よくみられるケースである。この程度の患者にはSSRIで効果がある。しばらく通院して半年ぐらいでほぼ終了する。終了しても完治したかどうかはわからないが、クリニカルケース（臨床例？）ではなくなる。今のところ筆者の所ではそのような患者が再来した記憶はないので、寛解するのではないかと思う。これは対人恐怖でも比較的軽いタイプであろう。クリニックというところは長期フォローアップに適している。現代の対人恐怖の長期経過を観察してほしい。

つぎの例は青年の重症例で、二〇～二五歳ぐらいの患者で、前述した重症型、あるいはoffensive typeである。クリニックでは大学病院などより多分長期にフォローできそうに思える。どのケースも十年以上通院している。筆者は今でもホックとポラテインという人の概念である小精神病（micropsychosis）という言葉を使っているが、慢性状態の一時期に急性発症で妄想が起こる。平素はSSRIで治療し、小精神病のときには非定型抗精神病薬の少量で、症状を収める。

社会適応は意外によく、引きこもらずに軽職に就く人が多い。森田神経質の人は基本的に馬力（？）があり、それほど弱くはないのであろう。しかし、根治はなかなかしない。昔と違って薬を使用すれば成長がわれわれの経験では望まれるかと思い、心理カウンセラーに一～二週間に一回、カウンセリングを継続してもらっている。

森田以来のsocial phobia研究で残されたもっとも大事なテーマは経過研究であろう。EBM

(evidence-based medicine) にもとづく公衆衛生的データから長期経過がわかると治療がやりやすいだろう。薬物療法では、ＳＳＲＩと非定型抗精神病薬の少量を併用し処方している。しかし要は、長く診察することではないか。本人が来たいときに来られるようにすることが大事だと思う。

森田療法の今日的意義とは、生活を変えて何かを発見するためにゆっくり長く診る、ということだろうか。森田療法とは本来は入院治療であり、一緒に生活し、ライフスタイルを覚えさせることだともいえる。森田療法のアフターケア・グループの名前はいみじくも「生活の発見会」という。

5　症状形成の社会・文化面

わが国の対人恐怖症研究の背景には明治時代以来の「恥の文化」がある。恥というよりは「羞恥」と言ったほうがよいという。それらのことが現代は少し変わってきたか、たとえば電車のなかで若い女性が平気で化粧をしている。これは日本社会に恥の文化が薄れてきたことの一つの表れではないだろうか。すると、自省的な羞恥も生じにくく、患者さんとしてはあまりわれわれのもとに来なくなるかもしれない。

それから「メール文化」「携帯電話文化」は、Eye-to-Eye Confrontation を必要としない文化であり、そこでは対人恐怖症はどうなるだろうか。恐怖症は減るのか、あるいはもっと深刻なタイプに変わるのか、見ていきたい。また「西洋に追いつけ、追い越せ」の競争の世代であったことと対人恐怖症の多発が関係するという話もあった。今日産業界の競争意識は隣近所ではなくグローバルに世界に向けられるようになった。そのことは対人恐怖症心理にはどう影響するのであろう。DSM的精神医学はこういう社会文化要因を関係づけて考えることをどうも嫌う傾向にあるらしい。しかし、文化と関係のある症状では避けられないと考えている。

おわりに

公式に、ということは公衆衛生学概念として、SADの病名を使うことに異論はないが、わが国の臨床場面ではSADを「対人恐怖症」と言い換えることを許したほうがよくないか。このほうが日本人相互では直観的に通じやすいし、文献も検索しやすく、精神療法の改良にも役立つと思うからである。

SADはまだ未熟な概念に思えて仕方がない。一九八〇年以前の米国ではほとんど知られず、二〇〇〇年に入るや、今度は米国のみならず中国でも驚くほど多数存在することがわかった、という疫学的主張は、単なる文化統合症候として長く無視されつづけてきた日本の臨床家にはいかにも唐突に思える。臨床の現場の感覚と違いすぎないか。DSM-IIIでは本当に専門的な治療を要するケースととらえているのか、疑問に見える。さらに研究の進むことを切望する。

文献

（1）笠原嘉「人みしりについて」『新・精神科医のノート』みすず書房、一―二二頁、一九九七年。
（2）森田正馬『神経質の本態と療法』白揚社、一九七五年。
（3）森田正馬『森田正馬全集』白揚社、一九七四年。
（4）山村道雄「赤面恐怖の精神分析的研究」東北帝大精神病学教室業報、二巻、六九頁、一九三三年。
（5）Kretschmer E『敏感関係妄想　第3版』（切替辰哉訳、文光堂、一九六一年）
（6）足立博、間島竹次郎、小河原竜太郎「「私は嫌な匂いを発散させている」という患者について」順天堂医誌、七巻、九〇一頁、一九六一年。
（7）Hoch, P. H. Polation, P.: Pseudoneurotic forms of schizophrenia. *Psychiatr Q* 23: 248, 1949.
（8）植元行男、村上靖彦、藤田早苗ほか「思春期における異常な確信的体験について　その1　いわゆる思春期妄想症について」児童精神医学とその近接領域、八巻、一五五頁、一九六七年。
（9）笠原嘉、藤縄昭、松本雅彦ほか『正視恐怖・体臭恐怖――主として精神分裂病との境界例について』医学書院、一九七二年。（笠原嘉『精神病と神経症』第二巻、みすず書房、六九七―八二七頁、一九八四年に再録）
（10）Kasahara, Y.: Fear of Eye-to-Eye confrontation among neurotic patients in Japan. In: *Japanese Culture and Behavior*, eds. by Lebra TK, Lebra WP, University of Hawaii Press, 1974.
（11）山下格『対人恐怖』金原出版、一九七七年。
（12）山下格「社会恐怖――東と西」精神神経学雑誌、一〇四巻、七三五―七四〇頁、二〇〇二年。
（13）笠原嘉、村上靖彦「再び境界例について」『分裂病の精神病理3』東京大学出版会、一九七五年。
（14）笠原嘉、藤田定、村上靖彦「日本の社会恐怖症」（一九九〇年の第一四三回ＡＰＡでの講演の邦訳）、笠原嘉『外来精神医学から』みすず書房、一二八―一四三頁、一九九一年。
（15）Kasahara, Y.: Social phobia in Japan. *Proceeding of the first cultural psychiatry symposium between Japan and Korea*, 1987.
（16）Clarit, S. R. Schneier, R., Liebowitz, M. R. The offensive subtype of Taijin-kyoufu-shou in New York City. *J Clin Psychiatry* 57: 523-527, 1996.
（17）Iwase, M. Nakao, K, Takaishi, J. et al.: An empirical classification of social anxiety: Performance, interpersonal

and offensive. *Psychiatry Clinical Neurosci* 54: 67–75, 2000.

（18） 永田利彦、宮脇大、大嶋淳ほか「治験広告によって来院した社会不安障害」精神医学、五四巻、七〇九—七一四頁、二〇〇三年。

外来分裂病（仮称）について（一九八一、金子壽子氏との共著）

1　その現代性

外来分裂病とは新語作成である。「外来治療の枠内でも治療可能な分裂病」といったほどの意味をこの言葉に盛りたいのである。もちろん、短い入院生活がその長い闘病生活のどこかで、ほんの一、二回介在してもよい。治療の主なる拠点が精神科外来であるような分裂病である。ただし、陳旧性の分裂病、欠陥性の分裂病、非定型精神病、パラフレニーとかそれに近い妄想病、境界ケースは除く。さかんな症状形成の時期を終えたのちに欠陥を残すケースや、はっきりしたシュープなしにすでに欠陥分裂病的になっているケースが外来で治療可能なのは、今日ではむしろ当然で、あえて新概念の対象とすることもなかろう。次に非定型精神病を除くのも、これがその相性《ファーゼ》経過のゆえに病相と病相とのインターバルにおいて外来治療可能なことも同様に当然だからである。また中年ならびに初老の妄想病者もまたその二重簿記性、二重見当識性のゆえに外来患者であることが多い。境界例はその半身がもつ非精神病性のゆえに、入院治療の対象からはずされることが多い。したがって、これらは除く。となると、われわれのいう外来分裂病とはひとまずこういうことになろうか。年齢的には二〇歳代の、比較的フレッシュなケースであって、しかも病初期から外来の枠内で大体のところ治療可能と思われる分裂病、ということになる。

外来で治療できる分裂病であるから軽症分裂病といってもよいだろう。しかし軽症分裂病とはいえ、その経過中つねに軽症とは限らない。病初期には、たいていは短いが、入院を要するほどの状態を呈するケースもある。近年ボーダーライン研究とか寡症状分裂病研究として精神病理学的に軽症分裂病が論じられることが多い。この小論もまた、外来治療可能性というごくプラクティカルな視点からみた軽症分裂病論である。

曖昧ではあるが、外来分裂病といった概念があってもよいのではないかと考えるようになってから、すでに一〇年余がたつ。そして近年ますますわれわれは外来治療になじむケースが多くなっているという印象をもつ。ひょっとすると、それは当り前のことかもしれない。なぜなら、分裂病性プロツェスはあらゆる段階で停止しうると、教科書は早くから教えているからである。入院を要するほどでない段階でそのプロツェスの停止した分裂病者が外来治療で十分なのはむしろ当然である。しかし、またひょっとすると、これは新しい現象なのかもしれない。今日のわれわれの外来には、一時代前には決してなかった新しい能力がいくつも備わっていて、それゆえに外来分裂病が目につきだしたのかもしれない。まず第一に、向精神薬、第二に、表現はもう一つよくないが、精神医学的マンパワー。精神科医、カウンセラー、作業療法士、ケースワーカー等、質量ともに飛躍的に増大しつつある。第三に、分裂病者の心理ないしは彼らの住んでいる世界を了解的にみるわれわれの眼も一段と深くなっている。精神科医はいまでは分裂病者の行動をひと昔前ほど了解不能・予見不能と見なくなっているのではないか。

右の二つの見方のどちらが当を得ているか、にわかに断じがたいが、ここでは、これを今日的現象とみる後者の考え方にくみし、今日の外来で治療可能な分裂病者でありうるための条件について、以下少しく解析をこころみたいと思う。

われわれの外来は市街地の真中にある大学病院精神科外来である。各種の条件から右のような意味での外来分裂病を研究するのに適している。もっともフォローアップはまだ平均数年を出ないので、この小論は第一報の域を出ない。ちなみに、われわれの外来にも初診時から入院治療をぜひとも必要とする分裂病者がもちろんくる。そして彼らへの入院治療が有効なことを、われわれもまたよく知っている。ここでいう外来分裂病者に対してさえ、ある条件下においては入院治療をすすめることもある。そのことからも知れるように、「外来分裂病」の提唱は入院治療をそもそも非とする偏見に発するものではない。しかし、次のような考え方はわれわれの中にある。従来のあまりに「入院分裂病」中心の精神病理学への少なくとも補足として、外来治療を中心としたときはじめてみることのできる分裂病のプロフィールもまた描くに値するであろう、という気持ちはある。わが国の精神科医は外来診療という診療形式に今後いっそうかかわらざるをえなくなるという予感もまた、この初歩的研究を駆動する力の一部になっている。

2　文献紹介

文献上、右のような意味での分裂病ないしはそれに近い病態を論じたものを探してみた。上田宣子・林三郎・村上仁(1)の「外来における幻覚妄想性精神病の位置づけ」はわれわれの視点と大いに関連がある。彼女らは近年外来治療において比較的短期間に治癒する幻覚妄想性精神病が増加していると し、その特徴を次のようにいう。(1) 病像は幻覚妄想状態を呈し分裂病様である、(2) 妄想内容がきわめて状況依存的である、(3) 向精神薬の投与による外来治療で速やかに治癒する、(4) 病前性格に特徴があり、生活史に問題がある、(5) 分裂病者に比し疎通性が良好であり、全経過にわたり人格の崩れが認められない。

しかし、われわれのいう外来分裂病の典型例は彼女らのかかげるケースと次の点でちがう。彼女らのケースは、妄想病である以上当然のことながら二〇歳代のものが少ない。われわれのそれはすべて二〇歳代のものばかりからなる。そして妄想病とは限らない。そして何よりも（外来治療可能とはいえ）速やかに治癒しない。数年の持続的治療を必要とする。上田らのケースは比較的短期間に治癒し、そのフォローアップの限りでは再発しない。

次に、藤縄昭(2)の「二〇歳代後半における一過性妄想精神病」も関係がある。二五歳から二九歳の大学院生という高学歴者であること、病像は急性の妄想で、妄想知覚がいちじるしく幻覚、作為思考なく、短期間で寛解する。しかし病的体験への批判力は生ぜず、病識に欠ける。進行性（いわゆる人格欠陥への）傾向はみられず、行動化もないが、長期の治療関係が必要である。ただしその接触は浅い。二〇歳代の後半にいたり、真の決断をせまられる時期になってはじめて挫折し発病する。なかなか人生の決定ができず、永遠の青年のようである。その治療の拠点は外来である。われわれがここで考える対象と相覆うところがかなりある。

外国文献ではジルボーグ[3]（一九四一年）に「外来分裂病」（アンビュラトリー・スキゾフレニア）があるが、周知のとおりこれは潜伏性分裂病、境界型分裂病であって、われわれの意味するところと相覆わない。むしろグリンカーら[4]（一九七三年）の「ヤング・アダルトの分裂病性病理」と題する小論の視点の方が、入院患者についての考察にもかかわらず、われわれのいわんとする対象に近いように思える。彼らもまた従来の研究が重症分裂病者のそれに傾きすぎていたのではないかと考える。分裂病の人格荒廃は分裂病に本質的なものでなく、慢性病に生ずる二次的で不可避な随伴現象である可能性が大きいとし、もしそう考えるなら、分裂病にとっての基本障害を知るための研究はむしろ「分裂病中の非精神病」型に向けられるべきだといい、ある私立病院にはじめて入院した一七歳から二四歳の青年男子の初発分裂病者一〇五人を対象としてしらべている。社会階層はホリングスヘッドのインデックスでいうと1から3で、平均より高い社会層の人である。診断上は急性分裂病、妄想型分裂病、分裂感情型精神病、慢性分裂病、いわゆる潜伏型分裂病、そして境界ケースにまで及ぶが、観察の焦点は当然それぞれのケースの軽症期ないしは非精神病《ノンサイコーティック》期にある。そしてそれらに共通の臨床特徴として彼らは次の五つをあげる。⑴自分を「終始持続的にまとまりをもった存在と感じる」ことの困難。これを広い意味での思考障害と彼らは考えている、⑵いわゆるアンヘドニア、とりわけ対人生活から快《ヘドン》の体験をひき出す能力の欠落、(3) 家族や治療者への過度の依存性、(4) 知的レベルの高さに比し、不相応に達成度の低い社会適応、(5) 自負を傷つけられる類の出来事が発病契機にあること等。この五つは、人間が環界と自分自身に対して適応的に行動するに必要なオーガニゼーションが破綻していることを示す重要な機能障害である。これがあるからといって必ずつねに分裂病という名の精神病になるわけではない。しかし分裂病という言葉はなにも精神病のレベルのものばかりをさす言葉でない。はるかに多くの非精神病性ケースをも含む構造の名と考えれば、この五つこそより基本障害なのだ、と彼らはいう。

3　二つの自家例

自家例中から二例を掲げる。まずケースの大略と初診時の模様から。(なお以下の症例記述は実在のケースそのものでない。しかし、精神病理学的論理にはさしつかえないはずである。)

症例1

初診時二一歳の婦人。以後足かけ五年ずっと外来で治療している。比較的短く、かつ華々しさのない急性期と、そしてその後にきた長い抑うつ、疲弊、退行の時期(いわゆるポスト・サイコーティック・デプレッション)を経て、洋裁学校、喫茶店のアルバイト、縁戚での住込みのお手伝い、洋品店勤務の順序で、社会適応度を次第に上げ、今日にいたる。五年間ゆっくり坂を上ってきたもので、したがってこの間、寛解－再発の波はない。また治療中断もない。二週ないし三週に一度の診察が五年間つづいたわけである。今日では二カ月に一度の診察になっている。今日も少量になっているが、薬物は服用されている。結婚という課題に対して治療者も、そして患者も、まだ消極的である。家族は両親と二人の兄の五人。他の家族成員は健康。このうち母は五年に及ぶ病人の治療に対し、終始ほぼ適切に対応した。母との面接は、病人へのそれと並行してやはり二週ないし三週に一度ずつ五年にわたって行われた。

〔発病のころ〕

大学二年になってまもなくのころ、急に学校をやめたいといい出した。失恋したという。そのような事実がほんとうにあったのかどうかは、母にも兄にもわからない。半年後ついに退学してしまう。この半年間は、それまでの彼女らしくなく、ごろごろした生活が主である。あとから聞くと断片的な幻聴、妄想知覚がこのころかなりあったらしい。しかし、そうしているかと思うと、急に半ば家出的に小旅行に出たり、東京の縁戚へ遊びにいったまま二カ月余アルバイトをしたり、突然ハードなジョッギングにいどんだりする。自分の力でどうかしようと頑張っていたのだ、とあとから彼女はいう。次第に、しかし、元気を失い、食欲もおち、歯もみがかず、自分はダメだ、死ななきゃ治らないといい、庖丁をもったりするようになったので、われわれのところへ母にうながされてやってきた。

〔初診時の笠原の記録〕

少し困惑した表情。かつ服装や髪もいま一つ整っていない。しかし周囲への気のくばり方、羞恥の表現、こちらの質問の理解、応答の仕方、いずれもすこぶる的確で、少なくともリュムケのいう「早発感情」をこの人について感じることはできない。注目すべきことにはこちらが控え目に発する冗談を的確に理解し、素直に反応し健康な笑顔をみせたことである。発病以来経過はすでに一年を経る。その間の事情について初対面ながらよく陳述できる。彼女の陳述によると、この一年、自分の苦しみの中心は自己嫌悪であった。これゆえに世界からの逃亡と自殺をくりかえし考えた。しかし、彼女の陳述によると、この自己嫌悪とならんで、もう一つ「何ごとも気になる」という別の症状がある。そうしてこう付け加える。前者の自己嫌悪のほうはクスリでとってほしくない。とってほしいのは後者の「何ごとも気になる」ほうだけ。そういうクスリならのむ。そして最後に彼女は、来週再来するかどうか、薬をのむかどうかわからない、という。本日はいちおう彼女の不安と反抗をそのままアクセプトすることにつとめた。たぶんこの人は来週来ると思う。

右から推察願えるように、ごく平凡な分裂病者である。慣用の亜型でいうなら破瓜型というよりないだろう。幻覚や妄想はあっても一過的副次的である。境界ケース、寛症状型分裂病ではない。社会適応の破綻の度合いがより大きく、より自閉的である。

右のケースよりもっと幻覚と妄想知覚が豊富で、またそれにもとづく異常行動のつよいケースもある。次のケースなどは、短いが病初に入院生活を必要としたほどの破瓜緊張型である。

症例2〔男子ケースの大略〕

一八歳高校三年の発症。緊張病性昏迷。一カ月の入院生活を送ったのち、父母を説得して退院。以後、登校をはじめたものの、うまくいかず、やがて不登校。無為・家庭内暴力に陥り、専門医の紹介で、遠路われわれのもとをおとずれた。家族も、そして本人も入院希望であったが、たまたま病室が満床であったため、外来の治療を二、三週つづけざるをえなかった。このことがそのままついに七年の外来通院治療の端緒になるとは、われわれ自身まったく予期していなかった。緊張病期終了直後の深い抑うつ・疲弊・退行の時期が一年近くつづいたのち、受験勉強、大学入学、学生運動への参加、アルバイト、はじめての下宿生活と順次彼なりに社会生活適応度を上げ、ついに就職し、結婚し、子供をもち、栄転し、といったところにまでいたることができた。ここまでこられるとは誰も予想しなかった。服薬はかなり長くつづいた。後に述べるが、内的体験について平均以上に陳述力のある人で、そのため治療はある程度深層心理にも及んだ。はじめは毎週一回の面接、のちには毎月一回の面接、さらにのちには手紙によって文通した。

両親とくに父が、この人の場合、よい治療協力者であった。本質的には父は少しくシゾイド的弱力的な人であったが、他面すこぶる真剣で、その生活のかなりの部分を彼の治療のためにさいた。

〔治療初期についての素描〕

初診時一見して破瓜緊張病的であった。着衣もだらしなく、表情もとぼしい。会話もはずまない。ただその外観に似合わず、熱心に自分の内面を語ることのできる人だった。たとえば「ぜひ入院させてほしい。家にいると苦しい。苦しくなると両親や兄弟に心ならずも暴力をふるってしまうから」という。事実、家族が彼をわれわれのところへつれてきたのは、家庭内での彼の暴力の度が家庭内看護の限界をこえたと思ったからだった。彼の内省的陳述はこれのみにとどまらず、ひろくその各種の汎神経症的体験の局面にも及んだ。自発性のないこと、漠然たる規定しにくい不安、強迫症状、心気症状、希死観念、周囲についての注察関係観念。なかでも強調されたのは離人様体験であった。

彼の入院要求にこちらが応じなかったのは、先にも述べたように、たまたま病床がなかったからだが、しかし右のような内省的発言のかずかずがわれわれにこの人ならしばらく外来でやれると思わせたということもある。通院がはじまると、遠路であるにもかかわらず、毎週必ずきちんと来る。そして、次第に表情をゆるめ、少しずつだが、話しはじめる。たとえば、家にいにくい理由を次のように語る。自分でなんとかしようと頑張っていると母は休養せよ、早く寝よという。疲れ果ててじっとしていると、こんどはゴロゴロしないで頑張れという。どうしたらよいのかわからなくなってしまうなどと、ダブル・バインドな状況を言葉少なに語る。また、こうもいう。自分の家には特有の湿気がある。不自然な、不気味な。庭の木を全部切りはらいたいと真剣に思う。それだけでない。家の中でこちらの柱で頭をうったり、こちらの角で腰をうったり。妙だ。先祖のたたりでもあるのだろうか。

投薬はパーフェナジンとアミトリプチリン。一カ月後、全体に症状軽快にむかい、まだ家庭内暴力は完全には止まないものの、家人も外来治療をつづけることを積極的に支持しだす。一年目には自発性低下、離人症状等ほぼ消失し、学業成績が上がりだし、ユーモアを解し、青年らしい活発さがあらわれる。が、なお家庭内暴力がときどき出る。これが完全になくなるにはちょうど二年を要した。

4　その要点

以上がわが外来分裂病者についての粗描である。以下、彼らからひき出しうる臨床特徴をいくつかひろい、箇条書きにしてみる。

(1)　自発的に通院する。家人に伴われてくるとしても、長期にわたり、かつ定期的に通院するには、かなりつよい治療意欲が本人に必要であろう。これは当然病識の問題と関係することがらである。病識という言葉を自分の疾病についてのすこぶる客観的な認識のためにとっておくなら、病感といってもよい。ただ病感といっても、この人たちの場合、漠然たるものではない。かなり鋭く、かつ（多少の揺れはあっても）長期にわたり保持される病感である。外来分裂病者の一つの特徴であろう。「分裂病に病識なし」という教科書的表現はせめて「分裂病者の病識は不安定」くらいにいいかえてもよくないかとわれわれに考えさせる彼らである。

(2)　診察室で整然としている。家庭でのかなり乱れた言動と対蹠的に、診察室での言動がよい。たとえば、上掲二例とも家庭生活ではかなり退行的で、とくに第二の男子例などかなりはげしい家庭内暴力があった。にもかかわらず、診察室ではまったくその気配を感じさせなかった。必ずしも愛想がよいというわけではないが、プレコックス・ゲフュール（リュムケ）はまず感じさせない人びとである。他方（スチューデント・アパシーの若者がときにみせる）ラポールはよいのだが、斜に構えて拒否的といったところも微塵もない。少しく価値判断の入る表現になるが、彼らは診察室では終始素直で真面目である。そして、ボーダーライン・ケースのように陽性にしろ陰性にしろ華々しい転移をおこすことはこの人たちの場合まずない。くりかえしになるが、この人たちの家庭内でのアクティング・アウトは決して治療場面にはもちこまれない。おそらくこのことが長期の外来治療を可能にする一因だろう。

(3)　体験陳述力がある。内的体験を治療者に開陳するということには、先の素直さも一部関係しようし、知的能力も関係しようし、内的反省力という資質も関連しよう。また上に挙げた病識、病感とも無関係でなかろう。とにかく精神科医は彼らの陳述によって治療の進み具合を知ることができて安心したり、精神病理学的関心を刺激されたりする。この体験陳述力が重要な役割を果たすのはとくに治療の後半である。次に述べる、急性期消退後にくる無為と退行の時期においてすら、彼らはその内的世界をよく表現し、語ることができる。また、さらにその後にしばしばくる「多弁の時期」、つまり生活史や病歴について回顧的に多くを語り描きたがる時期にも、その陳述能力の第二の出番がくる。

(4) 経過上の特性として、急性期消退後に彼らはほぼ一致してかなり長い「無為・退行の時期」をもつ。右に述べた彼らの陳述力は、この無為の内容となる空虚感、抑うつ感、絶望感、退行的幻想等を十分にわれわれに伝達する力をもつ。この精神的疲弊期についてすでに何人かの人が記述しているので、後に項をあらためてとりあげる。

(5) 家族のサポートがえられる。家族の反応は必ずしも模範的といえないが、少なくともネガティヴではない。家庭内での退行的言動に対してかなりのトレランスがある。いわゆるスキゾフレノジェニックと思われる家庭でも、結構やれる。ただし、われわれの思うには助力がいる。家族カウンセリングは外来分裂病が成立するために無視できぬ要件ではないかと思う。

(6) 社会適応のために現実的努力をつづける。現実的というのは、自分の現状に見合ったというほどの意味である。彼らはたいていつねに不全感を内に蔵しているので、社会への参入にさいし、きわめて慎重である。しかし、それでいてくりかえし現実復帰をこころみる。そしていつのまにか、はじめわれわれ医療者が予想したより少し高い社会適応を獲得している、というのがその印象である。そのなかには二番目の男子例のような成功ケースもでてくる。もっとも、われわれのフォローは今のところ治療終了後八年の人が一番長く、年齢もまだ三〇歳を出ない人が多いし、まだ未婚の人が大半だから、今後について楽観はゆるされない。

この現実力は、あるいは、その病前性格によるのかもしれない。性格障害の度合いが高くない。「反抗しないよい子」といった弱力性もあまり目立たない。むしろ平均以上の活力を少年期以後の生活史の上に示している人が多い。もう一つの理由として、病識ないし病感があるせいか、自分の精神的弱点をよく知っていて、その範囲内での適応をはかろうとするという事実をあげるべきかもしれない。この点に関して似たような記述がグリンカー[5]にあることを付記しておく。彼によると、今日の分裂病者のなかには、そのコミュニティの中でいかに分裂病者であるか、そのハウツーを知っているかのように行動する分裂病者が少なからずいる。「私は分裂病です、私は私の限界を知っています。私は自分にあまり高い期待はしません。」そしてまた医療の必要をもすなおにみとめる。そういう分裂病者が増えたとグリンカーはいう。

5　病識と急性期経過後の一過的退行

以上の諸特徴のうち、論じるに値するのは、(1)の病識の問題と、(4)の急性期経過直後の「無為・退行」の二つだろう。以下に少しこれにページをさきたい。

まずは「病識」の問題だが、ここでは次の点を指摘するにとどめる。分裂病者の病識には二面がある。一つはマイヤー＝グロスの研究に代表される「過ぎ去った」病理状態に対する態度のとり方（ステルングナーメ）であり、いま一つは「現在」の病理に対するそれである。外来分裂病たるために必要なそれは第二の意味の病識である。かりに過ぎ去った妄想期についてそれを病的であったと判断できずとも、現在についてのある種の病感があれば、それだけで外来分裂病たりうる。もっとも、先に述べたが、彼らの病感は漠然たるものではない。また妄想患者が診察中ふと垣間みせる、そしてすぐ消えてしまう、あの批判力のように腰のよわい、浮動的なものでは決してない。外来に通院している欠陥的な分裂病者のなかには、電気がかかっているから除いてほしいとか、体内に人が入っているから苦しいというように、内なる異物感に立脚した病感があって、それゆえにおどろくことには何年も通院してくる人がいる。しかしここでとりあげるケースのたいていの場合、その病感は上述の陽性症状にもとづくのではなく、むしろ「何かを欠く」という欠如感覚の延長上にある。この点では、近年の寡症状分裂病についてのブランケンブルク[6]や木村敏の自明性や共通感覚の喪失などという指摘は大いに参考になる。また他方米国のボーダーライン・ケースについての力動機制の研究も、同じくらい参考になる。たとえば分割（スプリッティング）という機制はこれら軽症分裂病者の病識を理解するためにもかなり助けになる。彼らの病識を分割《スプリット》の意味で「ひき裂かれた自己」感覚そのものとみても、大きなまちがいではないだろうと私は思う。さらにはアイデンティティとその混乱なる概念も有用ではないか。ここでいう外来分裂病は決して寡症状型でも境界型でもないが、ある欠如感覚を後者と共有することは明らかで、かつ興味がある。もちろん外来分裂病者の場合、幻覚妄想をはじめとする諸症状が出現してその欠如感覚を被覆することはいくらもあって、つねに一定の仕方で欠如感覚が体験されているわけではない。

分裂病の病識については近年研究がないが、わずかに高橋俊彦[7]の発表が一つある。

次は急性期経過後にくる長い「無為・退行」についてである。外来治療のかなめになるのはどうやらこの時期への対処にあるように思える。まず、すでに諸家によってなされた指摘からはじめる。

ドイツ語圏ではハインリヒ[8]の「寛解後疲弊症状群」というのが早い指摘である（一九六七年）。最近グロスとフーバー[9]（一九八〇年）はボン大学の分裂病中完全寛解したケースの五八パーセントにこれがみとめられたとしている。この疲弊症状群の持続は平均一四カ月。向精神薬とは無関係のものだという。

米国ではロス[10]の指摘（一九七〇年）以来、何人もの人がポスト・サイコーティック・デプレッション（精神病急性期の去った後の抑うつ）について語っている。多くの人がデプレッションと表現するなかで、ケイトン[11]（一九七六年）はポスト・サイコーティック・レグレッション（精神病の後の退行）とよぶことを提唱している。デプレッションというよりはよいであろう。彼は三〇人の分裂病者の七〇パーセントにこの退行をみたという。全分裂病では二五パーセント。彼はまた一三人の経過の良いヤング・アダルトの分裂病を論じた別の論文で[12]（一九七三年）、この退行を三段階に分け、この時期を適切に処理することが経過に関係するといっている。ちなみに彼らのいうこの抑うつないし退行の持続期間は数週から一年以上。徐々におわり、病前の適応にもどる。初回と二回目の発病後に多い。

日本では最近永田俊彦[13]（一九八一年）が「寛解後疲弊病相」の名でこれにふれ、ゆきとどいた考察を付しているので、病像についての記載を彼の論文から借りよう。米国論文の症状論よりずっと入念である。(1) 睡眠過剰。睡眠はこの期の彼らにとって最大の「保護者」であり、睡眠時間の短縮はこの病相を脱する最初の徴候である。(2) 作業能力の低下。これは意欲減退、集中困難等の要素的機能障害からだけでは説明しにくいものである。(3) 対人関係の障害。患者は他人と積極的な交渉をもてない。「(他人に対し) どう振舞ったらよいかわからない」。しかし退行的に他人から世話をうけることを望んでいる。母と言語以前の「身体性」を通じての交流を求める患者も少なからずいる。(4)「何か欠けている」という内省。ブランケンブルクの「自然な自明性の喪失」を内省し、懊悩する患者が少なくない。(5)「負い目」の体験。発病したこと、入院したこと、現在何もできないことについて「負い目」をもち、絶望的となり、希死念慮をもつ。(6) 過去と未来。真の意味では過去は想起されず、未来は構想されない。急に「先が見えたり」、急に発病時のことが鮮明に回想されるのは、危険なサインである。

そして、永田は右の寛解後疲弊病相を中井久夫[14]にならって「寛解期前期の慢性化」としている。衆知のとおり中井は「精神分裂病状態からの寛解過程[15]」(一九七四年) にはじまる一連の論文において、分裂病の慢性経過を構造的にみるための新しくかつ有用な視点を提供した。おおまかにいうと、急性期→臨界期→寛解期前期→寛解期後期という図式である。そしてここでいうポスト・サイコーティック・レグレッションないしは寛解後疲弊病相 (永田) は「寛解期前期」が「寛解期後期」へと移行せず遷延しているとみるわけである。中井の主張については後にもふれるので、ここではこの程度にしておこう。

少し紹介が長くなったので、ここで再び自家例からの引用をしたい。

〔ポスト・サイコーティック・レグレッション〕

彼女がこの時期に入ったと思われるのは、初診後四カ月のころ。このころから母を支えるため筆者の一人金子の家族面接がはじまる。父を拒絶し、母にすがり、母を父と患者がとりっこするので、どうしたらよいかと母から相談をうけたのがきっかけである。母に一緒に寝てほしいという。母の肩にかぶりついたりする。母と二人でいると、幼児語をしきりに使う。母とはなれているときは、何もしない。ごろごろしている。台所や洗濯もできない。しかし四カ月たつと、一人で買物に行くようになる。料理学校へ週一回行きだす。甘えが減るが、それでも依然母には、幼児として扱われることをつよく要求する。

しかし一方で、外へ向かって活発な試行錯誤が次第にできるようになる。縁者の家に外泊したり、一人で三泊の旅行に出たりもする。洋裁学校をかわる。喫茶店のアルバイトもする。しかし他方で無為・退行・過眠の時期が、必ずしも交替的にではないが、くりかえしやってくる。ときどき「お母さん、良くならないから一緒に死のう」という。二週間ぐらい蒲団をはなれないこともある。そして診察時にこう言う。このごろじっとしているのは、昔のようになぜそうしているのか、わからないような、知らぬまに一日たっているようなのではなく、多分にふてくされなのだという。このまま一生終わるのかもしれないと思うと投げやりになってしまうからだという。このような微妙なニュアンスが口にされると治療する側にとってはありがたい。

右のような波動から完全に脱却するのに二年かかっている。脱却しかかるころになると、客観的にも母への密着がなくなり、過去をふりかえって、これまでの「甘え」は外での緊張をほぐすのに仕方のない方法だったのだと弁解している。そのほか、今までにない体験をいくつもする。ここでは次の二つを挙げておこう。ある朝、雑巾がけをしていたとき素足のヒヤリとした感覚におどろいた。この感じを長い間忘れていた。なんと長い間無感動な世界にいたのだろう。別のとき、母が夜一人で泣いているのを見て、申しわけなくなり、翌朝苦しいのを頑張って洋裁学校へ登校した。そういって涙をためる。そして、こんなに涙が出るなんてことは久しくなかったと言う。

彼女が回顧的にいう無感動の世界は、先のグリンカーの言葉でいえば（六七―六八ページ）、アンヘドニア（無快楽）ということだろう。彼らは「主として対人関係における快体験の欠落」といっているが、必ずしも対人生活に限るまい。快体験のこの回帰はたいてい良いしらせである。精神病‐後‐退行の症状論への補足として、以下アンヘドニアのことについて少し記したい。

6　とくにアンヘドニアについて

アンヘドニア、つまりヘドン（快）の欠落という言葉は、元来もっとも単純な心理学用語であったらしい。それが一九五〇年ごろから精神分析家（たとえばグローバー）[16]によってとりあげられ、シゾイドの上に生じる一つの小さな臨床単位がこの言葉によって暗示されたが、この考えはもちろん支持されず、以後はもっぱら一つの症状として論じられた。症状としては離人感との関係が問題になる。広い意味では離人感といってよいのだろうが、ただ典型的な離人症者がうったえる離人感ほど自我異質的でない。離人症者のつねに悩んでいるあの苦痛な疎隔感はない。快感が回復してはじめてそれが今まで欠如していたと感じる程度のものであることが多い。

ちなみにこの苦痛なき離人感はボーダーライン研究の枠内で、散発的に論じられている。たとえばドイッチュ[17]のアズ・イフ性格。それからリスト・カット症状の際の、離人症状というには違和感のあまりにも少ない、むしろ自我親和的といってもよい、あの疎隔感はアンヘドニアといった方がよいかもしれない（アシュ[18]、一九七〇年）。

分裂病論の領域にこのアンヘドニアをもちこんだのはラド[19]一派のようである（一九五六年）。今まであった快体験可能性が広範かつ著明に奪われていることに、彼らは分裂病の第一級症状をみようとした。もう少しいうと、ポジティヴな感情の感じ方、快の体験の仕方が全般的に弱い。両価感情のネガティヴな側面のみが強調されやすい。対人場面の恐怖がつよい。これらが分裂病者の対人的な歪みや内閉を生むと彼らは説明する。さらにはこの症状は幼児期以来の長い持続のものだといっている。しかしここで注意を要するのは、ラドらのいう分裂病とはボーダーラインもふくんだ独特の拡がりをもつ。最近上記グリンカー、ケイトンらは急性慢性の分裂病におけるアヘンドニア症状に関心をよせ（一九七五年[20]、一九七七年[11]）、これが抑うつ症状と似て非なること、分裂病以外の精神病や神経症にも出現しうる症状だから、分裂病にパソグノモーニックではないが、慢性分裂病の重要な症状であることなどを述べた。そして今日のヤング・アダルトの軽症分裂病の五つの症状の一つにこのアンヘドニアを位置づけた（六七―六八ページ）。

右のように米国の症状論は大まかすぎて、寛解後疲弊病相におけるアンヘドニアを理解するのにいま一つ不十分である。むしろ中井[15]の「寛解前期」の記述中にそれとしてではないが、よく書きこまれている部分があるので、引用しよう。精神病後退行（ケイトン）、寛解後疲弊（永田）が、永田によれば、中井のいう寛解前期の遷延と解しうることについては先に述べた。

「病者はしばしば〝繭《マユ》につつまれた感じ〟といったものを体験する。それは内的外的事象からの軽度の離隔感、すなわち、それらの事象が遠くで生起している感じ、はっきりと感得できない感じ、水中の出来事のような感じ、あたかも自分が温室の中にあるような感じである。ごく軽度のものから、明確に離人症とされるべき状態まで、さまざまな段階がある。この感じが保護的であることを病者自身も多少とも感得していることが多い。もどかしさはあっても、大きな不安はない……」「（ところが寛解前期を終えて寛解後期とよばれる次の時期に入ると）マユに包まれた感じは消失する。その一つの大きな標識は季節感の回復」だという。しかしマユの感じの消失は「他方、外界の刺戟に対する保護感の喪失を意味する。したがって挿間的危機の克服がこの時期の大きな課題になる」。

われわれ臨床家が彼らのこのマユ感覚とその終りの目印を知っていることは、外来分裂病者が経過する、たいていは長い沈潜期を治療家として共にするために必要なことと思う。また家人をはげまし、耐えるべき目標を指示するためにも必要だろう。さらには行うべき作業や社会復帰行動の質を決めるのにも、大いに参考になろう。そして最後には、その他の精神病理学概念、たとえば「自明性の喪失」とか「アイデンティティの混乱」との構造的関連をもとめることによって、いっそうよくこの時期の病人の世界を了解的に再構成できるだろう。

7　結　語

結論は簡単である。そもそも外来治療可能性というプラクティカルな観点からのアプローチであるから、この小論のもっとも大きな目標は治療論にある。一言でいえば、外来分裂病の治療の基本は精神療法であり、外来分裂病の研究は精神療法研究ではないかと思う。一時代前わが国でも分裂病への精神療法研究がひとしきり行われた。あまりソフィスティケートな理論に走ることなく、いま一度精神療法を論じることは、時宜をえているのではないかと思う。どういうわけか今日、分裂病の表現形態はおしなべて軽度化している。それだけ了解しやすくなっている。また（文中でも述べたが）軽症分裂病ないし境界例について、いくつかの新しい精神病理学概念を手中にすることによって、われわれも彼らへの了解力を一昔前よりいくらか向上させている。了解不能、予測不能の度合いを減少させている。第二例としてあげた高校生の治療を笠原がはじめた一五年前、もちろん「自明性の喪失」はまだ述べられていなかった。もし当時この概念があったらいま少し彼を理解するのに困らなかったのではないかと想像したりする。これはほんの一例である。この小論で「寛解後疲弊病相」（永田）やアンヘドニア（グリンカー）をとりあげたのも、精神療法研究に役立つ臨床概念と考えたからである。

文献

(1) 上田宣子・林三郎・村上仁「外来における幻覚妄想性精神病の位置づけ」湯浅修一編『分裂病の精神病理7』東京大学出版会、一九七八年。

(2) 藤縄昭「精神分裂性疾患類型の細分化について」臺弘・土居健郎編『精神医学と疾病概念』東京大学出版会、一九七五年。『精神医学と疾病概念』みすず書房、二〇一〇年に再録。

(3) Zilboorg, G.: The problems of ambulatory schizophrenia. *Am. J. Psychiat.* 113, 519–525, 1956.

(4) Grinker, R. R. and P. S. Holzman: Schizophrenic pathology in young adults. *Arch. Gen. Psychiat.* 28, 168–175, 1963.

(5) Grinker, R. R.: Chaging styles in psychoses and borderline states. *Am. J. Psychiat.* 130, 151–152, 1973.

(6) ブランケンブルク『自明性の喪失』(木村敏・岡本進・島弘嗣訳)、みすず書房、一九七八年。

(7) 高橋俊彦「病識を有する分裂病について」精神病理懇話会(抄録)、一九八一年。

(8) Heinrich, K.: Zur Bedeutung des postremissiven Erschöpfungssyndroms für Rehabilitation Schizophrener. *Nervenarzt.* 38, 487, 1967.

(9) Gross, G. u. G. Huber: Depressive Syndrome im Verlauf von Schizophrenien. *Fort. Neur. Psychiat.* 48, 438–446, 1980.

(10) Roth, S.: The seemingly ubiquitous depression following acute schizophrenic episodes. *Am. J. Psychiat.* 127, 51–58, 1970.

(11) Kayton, L., J. Beck and S. D. Koh: Postpsychotic, state, convalescent environment and therapeutic relationship in schizophrenic outcome. *Am. J. Psychiat.* 133, 1269–1274, 1976.

(12) Kayton, L.: Good outcome in young adult schizophrenia. *Arch. Gen. Psychiat.* 29, 103–110, 1973.

(13) 永田俊彦「精神分裂病の急性期症状消退直後の寛解後疲弊病相について」精神医学、二三巻、一二二三—一二三一ページ、一九八一年。

(14) 中井久夫「分裂病の慢性化問題と慢性分裂病状態からの離脱可能性」笠原嘉編『分裂病の精神病理5』東京大学出版会、一九七六年。『統合失調症2』みすず書房、二〇一〇年に再録。

(15) 中井久夫「精神分裂病状態からの寛解過程」宮本忠雄編『分裂病の精神病理2』東京大学出版会、一九七四

年。『統合失調症2』みすず書房、二〇一〇年に再録。
（16） Glauber, P.: Observations on a primary form of anhedonia. *Psychoanalytic Quarterly*, 18. 67-78, 1949.
（17） Deutsch, H.: Some forms of emotional disturbance and their relationship to schizophrenia. *Psychoanalytic Quart.* 11, 301-321, 1942.
（18） Asch, S. S.: Wrist scratching as a symptom of anhedonia. A predepressive state. *Psychoanalytic Quart.* 40, 603-617, 1971.
（19） Rado, S., Collected papers, Grune & Stratton. New York, 1956（orig. 1927）.
（20） Grinker, R. R.: Anhedonia and depression in Schizophrenia. Anthony, J. and. Benedek. T.（eds.）*Depression*, Little Brown. Boston, 1975.

二つの症例報告（一九七五、吉本千鶴子氏との共著）

分裂病の精神療法に関する研究は、ここ一〇年世界的にとくに目立った業績があらわれず、一言でいって低調であった。精神病の精神療法と題した書物も、A・バートン[5]編のもの（一九六一年）とH・アジーマとB・グリュッケJr.[1]編集のもの（一九六三年）、B・H・シュルマン[32]の著書（一九六八年）、H・スポトニッツ[31]の著書（一九六九年）、D・ルービンシュタインとY・O・アラネン編集のもの[25]（一九七二年）ぐらいしか出版されなかったのではなかろうか。もっとも表題こそちがえ、この主題を追及した論文や著書はいくつかあり、なかでもF・フロム-ライヒマンの流れを汲むH・F・シールズ[30]の業績集（一九六五年）やD・L・バーナム[4]の著書（一九六八年）、C・G・シュルツ[29]の症例報告集（一九七〇年）が目立った。それからスイスのG・ベネデッティ[3]がこれまでの経験を集約した書物を出し、これは邦訳もされた。その他で新しいグループとしては、英国のR・D・レイン一派が分裂病について相次いで発表した、いくつかのいわゆる反精神医学的業績は、すべて精神療法による知見を基盤にしたものである。たとえばレイン自身の『ひき裂かれた自己[18]』（一九六〇年）が精神療法的研究という側面をもっているし、また彼の門下J・バークが自分の治療した患者メアリー・バーンズ[2]と共著で出した、一風かわった書物は精神療法過程そのものの記述である。

しかし、これらを通覧して思うには、知見としてはすでにフロム－ライヒマンらによって一九五〇年代に述べられた線を越える新しいものはない。見方をかえれば、彼女によって述べられた知見が諸家によって確認されたともいえるであろう。ちなみに、研究書ではなく小説であるが、米国でベストセラーの一つになったH・グリーン[7]の『デボラの世界』はフロム－ライヒマンをモデルにしたものといわれる。小説であるにもかかわらず、分裂病の精神療法に関心をもつものにとっては参考になるところが多い。

この一〇年新しい動向がなかったとはいうものの、一つの傾向としては前々からあった芸術療法による治療研究の力作がいくつか発表されたことには、注目しておいてよいであろう。一、二の例をあげるとG・パンコフ女史[24]の書物（一九五七年）の邦訳がなされたり、加藤清、藤縄昭[12][13]、中井久夫[21][22][23]の発表がなされたりした。とくに中井がこの非言語的方法によって精力的に慢性分裂病者にアプローチしていることは特記されてよい。上記バークの書物も芸術療法を手法としている。今後期待される一つの方向と思われる。

なおその他最近、分裂病の精神療法に関する論文はわが国でも二、三[27][28]発表された。

ところで、ここでは上述の著書や論文の紹介は行わず、ここ一〇年間に笠原と吉本がそれぞれ個別に行なった精神療法例のうちから、いちおう治療終結と目される二例をえらび、症例報告をこころみたいと思う。現代の日本における、この研究方向の実績からすると、まだわれわれは精神療法例の

（それが成功例であると失敗例であるとにかかわらず）、一例報告を積みかさねるべき段階にあると考えるからである。

分裂病など精神病の精神療法の場合、精神療法的措置が奏効したかにみえればみえるほど不可避に次の二つの質問につきまとわれる。一つは、はたして精神療法が奏効したのかどうかという疑問である。ここに掲げる二例のように一〇年から一八年という長い治療過程をたどった場合には、とくに自然治癒や年齢的な成長による人格変化が問題視されよう。二つには、果たして対象が本当に分裂病であったかどうかという疑問である。慢性的な進行を分裂病の本質的特徴とみるなら精神療法の奏効という事実がただちに診断の訂正を要求することになるのは当然である。

筆者らは、精神病状態からの回復が精神療法によってのみ生じたかどうかを詮索することは、実際的には総じてみのりのない論議に思えるので、ここでは行わなかった。興味のある問題はむしろ、より臨床的な立場から、分裂病と当初診断される例のなかで精神療法にこのような仕方で反応する症例があるとすれば、どういう症例かということの方にあると考えた。ここでは治療のプロセスを記述することとならんで、この点についてもいくらか明らかにしようと心がけたつもりである。なお、ここで精神療法というとき、必ずしも精神分析的治療を意味していない。分析医ならざる、今日の日本のごく一般的な精神科医がふつうに行いうる範囲の治療法にとどまったことは、以下の記述から明らかなはずである。薬物もまた随時、躊躇なく投与された。しかし、われわれが患者に固有の世界の理解と再構成をこころみるに際して力動精神医学の知見を尊重したことは事実である。そして、精神療法を行うときその長い道程の上である程度不可避に生じうる治療的危機（患者を非治療的に傷つける危険）

をできるだけ避けるために、転移と抵抗について入念な記述を行ってきた精神分析の知見を大幅に参考したことも事実である。対象が精神病者の場合その必要が大きいことを、われわれも経験的に知っている。

1　ある婦人

初発二〇歳の婦人、当初の診断、破瓜緊張病、入院歴六回（いずれも短期）、今日四〇歳、結婚し一子あり。無職。高校卒。治療期間約一八年。

本例は、一九五九年一論文[9]の中で、笠原が報告した一例である。その後の本例の中間的な経過については、機会をえて二度要約的になされた。[6][8]今日（一九七四年）この婦人は結婚し一子をもうけ四〇歳になる。発病と治療の開始は二〇歳のときであるから、二〇年という比較的長い年月が追われたことになる。この間意図的に精神療法的接近がこころみられ、ようやくここ一、二年の状態から治療終結とみなしてよいのではないかと思うようになった。したがって、いちおうこの時点で今までの全経過を要約してみたい。

本例において問題となりうるであろう点をあらかじめ要約的に述べると、次のごとくである。

(1)　二〇年の間に患者は就職、縁談、結婚、出産、育児と婦人の生涯において起こりうるいくつかの屈折点を通過し、治療者である筆者もまた難渋しつつ、これらに立ち会った。このうち就職と結婚については、生活臨床の立場から[14]分裂病者の二大困難として指摘されているところである。

(2)　最初の二、三年の陽性転移の時期ののちに、治療者に対する両価的退行的な転移状況が生じ、これが長くつづいた。両価的態度の露呈とそれへの治療的対応が分裂病への精神療法の場合とくに重要なことは、すでに諸家がくりかえし指摘しているところであり、筆者らもこれについて述べたことがあるが、[11]本例においてもあらためてその重要性をみとめた。

(3)　本例の治療の発展上、一つ見逃すことのできない出来事として、患者が自分の中に、和歌への才能を発見したということがある。分裂病の治療上における芸術的創造的行為の果たしうる役割については、すでに指摘されているところであるが、[6]本例の場合も、とくに絢爛たる才能の開花というわけではなかったが、この種の力が治療進展の一つの動力となったことは確かに思われる。

(4)　患者との治療的接触が深まるにつれて、かえって治療者と患者家族との間に溝ができるという現象がおこりがちなことは知られているが、本例においても患者の母がある理由から筆者を避けるようになったため、家族に対する働きかけを欠如したまま、治療がすすめられた。この点本例の一つの特徴であり、第二の例が家族の側の意欲的な治療的協同によって成功したと思われるのと、対蹠的である。

(5)　本例においては精神療法家としての筆者と入院主治医としての医師とが、機能を分化するかたちとなった。最初は、上述の母の拒否反応の結果、患者が入院を必要としたときに筆者の所属する治療機関とは別の病院へ母によって入院させられるという事態が、はからずも生じた。しかし、その際の入院主治医と筆者との間には以前から連繫があったため、治療はこれによってかえって望ましい形になることが確認され、後にはむしろ意図的に精神療法家と入院主治医という役割を分担し合った。

欧米の治療報告をみると、この種の機能分担は当然のこととされているが、わが国では制度上機構上実際には行いにくい。

(6) 最後に診断の問題がある。本例は発病状況において母親との葛藤が露呈し、発病後もその被害妄想はもっぱら母親を対象とする、いわゆる家族内妄想の例であった。そのことが示すように、心因要素の著明な分裂病であったわけで、それゆえにこそ精神療法的接近が精力的に開始されたのであった。母親との葛藤という主題は、以後の長い治療経過中、形をかえ対象をかえて、くりかえし出現した。また全経過を通じて急性の極期をのぞき疎通性はたもたれており、患者の側にもおおむね自発的な治療意欲が持続し、さらに治療中に治療者への典型的に両価的な転移状況が出現した。以上は、本例を狭義の破瓜緊張病型の分裂病と考えにくくさせる点である。しかし他方、亜昏迷時にくりかえし見られた多彩な象徴的妄想体験、急性期脱出後に長く頑固に持続した強度の離人的アパシー的精神衰弱状態からして、本例を分裂病圏の精神障害とすることには問題はないと思われる。

1 家族

家系に明白な精神疾患はない。祖父、父に吃音あり、患者にもまた九歳以来吃音がある。父は患者の発病後九年にして病没したが、無口で人に会うのを好まぬ分裂性性格者であった。しかし家業の代書業としての仕事は終生大過なく行っていた。もっともこの家業の運営には母の助力があずかって大きかったといわれる。母は利発聡明、活動的、勝気で、患者の言葉を借りれば「何でもできる人」である。家業の主導権はこの母が実質上にぎっており、それゆえに母には家事をかえりみる時間的余裕がなく、いきおい長女の患者が小学生高学年のころから弟三人の面倒もふくめて家事にたずさわらざるをえなかったという。この母は今日も健在である。三人の弟のうち一人に青春の一時期にごく一過性の精神病状態の出現をみたが、以後この人はとくに不適応を示さなかった。その他の同胞には精神障害の発症はまったくない。三人ともすでに妻帯し子どもをもっている。

2　生活史

両親は患者を生んで間もなく性格の不一致を理由に別居生活に入ったため、患者は六歳まで母と祖母とともに暮らした。このころ母は多忙で、ついに母になじめなかったという。患者は後にこの時代を「母に殺される夢をみて連夜苦しんだ時代」として回想している。七歳のとき、両親は再び一緒に暮らすようになり、患者は友人に自分の父を見せびらかしたい気持ちでいっぱいであったが、父はいたって口数少なく、子どもに構うことはついぞない人であった。小学校への適応はよく、たのしい時間をもち、教室ではいたずらで活発でさえあった。しかし九歳で吃音がはじまるとともに、学校でも消極的な子どもにかわっていった。吃音矯正が不成功におわり、母から「人並みになれなくても従順でさえあれば一生面倒をみてあげる」といわれた言葉が心に残っている。戦時となり疎開し、家事は長女である患者に一任され、父は職を失い、母が生計をうるべく専心する。母は有能多芸の人で、患者は男になれぬなら、せめて母のようになりたいと思う。中学高校は家事のため、あるいは当時病みがちであった母の看病のため、学校を欠席しがちとなった。高校へ入ってから、人に嫌な感じを与えはせぬかと対人恐怖的となり、人との交渉からいっそう身をひくようになった。そして父母に対しても自己主張的なことは意識的におさえるようになった。

高校卒業後、家事のかたわら、両親の営む事務所の邦文タイピストという一人二役を、おとなしく果たしていた。二年後父のすすめで父の職業をつぐべく資格試験をうけたが失敗し、父の期待にこたえそこねた。そのころ母から結婚を前提に再び吃音矯正をこころみるよう促される。はじめいやいや始めた吃音矯正所通いであったが、矯正指導に献身する若い教師夫妻の一途な生き方にふかく感動し、次第に傾倒の度をふかめ、家の仕事を放擲し、彼らとともにすごす時間が長くなった。同時に内気な彼女についぞなかったような仕方で、母に反抗をはじめ、これが以後長くつづく母との両価的闘いの発端となった。

ちなみに、この吃音矯正学校は彼女にとってほとんど最初の家族外の対人接触であった。そのうえ長く吃音者という刻印にたえてきた彼女にとって吃音教師が容易に傾倒の対象となったのは当然である。そしてこの教師の真摯な献身は母親に代表される日常的価値観を超える何物かを彼女に暗示した。

3 病歴

発病は二〇歳。当時の診断は破瓜緊張型。病像としては亜昏迷を呈し、著明な自発性減退、現実感喪失、体感異常、幻聴、妄想性象徴体験などを示したが、妄想内容としては母による迫害のみが主題的で、全体としての妄想体系化傾向は存在しなかった。

間一年をおいての最初二回の、それぞれ三カ月程度の入院生活が必要とされた。この間に主治医であった筆者との間にいわゆる陽性転移が確立された。この時期には筆者は上記の吃音矯正の教師のポジティヴなイメージを引き継いだだけで、彼女が筆者に対して退行的両価的な転移性のアクティング・アウトを示すようになるのは、ずっと後のことである。ちなみに筆者はこのとき精神科医として三年目であった。亜昏迷にはイソミタールと電撃が、そしてそのあとクロールプロマジンが使われた。クロールプロマジンがようやく試用的に使われだした時代である。経験の少なかった若い精神科医にとって、分裂病と診断された一少女が、予想以上に接触可能性をもつのを見た経験は新鮮で鼓舞的であった。彼女の分裂病状態の成立にとって、母親との心的葛藤がたんなる病的体験内容以上の力価をもつのではないかという大胆な臆測が生まれた。もっとも当時訳出されたセシュエーの書物に啓発されていたこともたしかであった。

この初回の二度の入院から退院した後、母は患者を吃音矯正所にかわって洋裁学校へおくった。実務家としてすぐれた能力をもつ母の当然の実務的な発想からである。当時母は、患者が母に反抗こそしなくなったとはいえ、依然として基本的には無為で、それればかりか誰彼なしに自分が入院していたことを吹聴してしまう患者に困惑を禁じえないでいた。ところで、洋裁学校で目立たぬ一生徒として過ごすうち、たまたま刺繡に才能のあることを一女教師に見いだされ、思わぬ評価をうけた。この最初の、他者による評価の経験をきっかけに、彼女の刺繡への没頭がはじまる。しかし、このささやかな出来事が彼女のいわば欠陥治癒的な安定に混乱をひきおこすことになった。すなわち、まず母は、一生の独身生活のための生計という点からいえばまったく余計なこの道楽を彼女にやめさせようとやっきになり、再び母との葛藤が前景化した。そして患者自身もまた、しだいに身近な存在となった女教師に対し、奇妙に両価的となり、学友とこの教師の愛をきそいあい、教師をうたがい、やがて自ら傷ついて、せっかくの洋裁学校卒業を目前にして第三回目の、同じく短期間の入院となる。

退院後再び無為のうちに自宅でタイプをたたいて両親の手伝いをするしかなかった彼女に、一つの転回点がおとずれた。これが和歌である。小学校時代から短歌に関心をもっていた彼女は、新聞の広告をたよりに市民短歌教室に顔を出し、ここでの匿名の歌が意外に高く衆目にみとめられるのを見て、ひどくおどろく。刺繡が短歌にとってかわり、再び家事は放擲され、母への反抗があらわれた。短歌への患者の没頭は再び母を不安にする。前まえから患者が若い主治医（筆者）に傾倒するのを快く思っていなかった母は、ついにこの時点で筆者が患者の短歌への没頭を放置しておくという理由で、患者に転医を命じ、母も以後筆者のもとに姿を現わすことがなくなった。このことはある意味ではかえって以後の治療に幸いしたかもしれない。なぜなら一つには、精神科医が患者と家族との中間という微妙な位置を保つための、よくある苦労から解放され、患者の治療に専心できたからである。二つには患者は、母の希望に反して筆者となんらかの形で交流することを、あらためて決断することを迫られたからである。しかし、実際には先に述べたように母の指示によって彼女が入院した病院の主治医と筆者の間には交流があったから、たくまずして管理医と精神療法医という役割分担ができあがった。入院主治医は、母とのつながりを確保しつつ、健全な常識という側面を代表した。これを支えにして精神療法家としての筆者は安心して患者のもつ非日常的脱常識的な側面にも焦点を据え、これを治療的に利用することができた。

このような母からの制約にもかかわらず、彼女は筆者のもとに不定期に、しばしば予告なしに突然面接を要求してきた。そのような外的制約にもかかわらず彼女がやってくるのは、きまって母との葛藤が激化し激しい感情の嵐の中にあるときであった。筆者の前にあらわれた彼女は、それらを次々と放出するのをつねとした。筆者への不信、不満、憎悪、甘え、すね、恋慕、そして「入院させよ」という要求が執拗にくりかえされ、ときには一時間をこえた。入院要求は筆者との関係を再確認するためであると同時に、また、母から、いや人間一般から自分を隔離したいという要求にもとづいていた。このような状態は、それ自体のみを取りだせば、客観記述的にはまさに退行的ヒステリー的というにふさわしかった。前後数年を通じてこの種のアクティング・アウトはこの時代がもっとも烈しかった。入院要求はそのつど筆者によって拒否される。そのかわりに手紙をかき和歌を見せるよう奨励された。そしていささか常同的な内容の、おびただしい量の手紙がとどけられることになった。このころ、精神病中の象徴体験や離人体験も歌として詠みこむ努力が懸命になされた。

たまたま、このころ家庭の事情で両親の家から少し離れた場所に子どもたちだけが住むことになり、そのため母の禁止にもかかわらず、作歌はしだいに彼女の生活の大きな部分を占めはじめた。いくつかの同人雑誌で彼女は頭角をあらわし、評価され、これに力を得て、おずおずとかつての病的体験をふまえた作品を発表しはじめる。そしてそれがさいわい人の容れるところとなり、彼女は今まで病的とばかり蔑んできた苦痛の中から短歌という結実のあることを知って、今までにない安定を見いだす。ある同人雑誌の正会員となった彼女は、はじめて「病院以外に一つの社会をもった」のである。

このころになると、母もある程度患者の歌をみとめるようになり、患者の方も母の奨励する洋裁やタイプに今までほど反発せずに手を下せるようになった。洋裁やタイプの仕事を一つ一つ仕上げることのうちにも「詩がある」と感じるようになる。そして「外で働いてみたい」と切実に思うようになった。そうする自信ができてきたからである。

しかし、この小安息にも思わぬ陥穽があった。同人雑誌という小グループの中で着実な進歩をみせていたにもかかわらず、彼女はやがて同年輩の婦人の同人たちと必要以上にしのぎをけずるようになり、雑誌の主宰者であった老婦人への両価的感情を処理しがたいまでに増大させてしまう。ちょうど、かつて彼女の刺繡を評価してくれた女教師に対してしだいに両価的となり入院を要するまでになったのと、まったく軌を一にしていた。このとき第五回目の入院が必要とされた。

四カ月の入院生活から帰ったのち、いつにもまして長く無気力な離人状態がつづいた。半年後ようやく彼女は今までの女性の主宰する同人雑誌から男性の主宰する雑誌に移籍することで、短歌生活を再開する。新しい同人雑誌の中でも時を経ずして中心的な一人になるだけの技量をすでに彼女は身につけており、短歌はもはやゆるぎのない仕方で彼女の自己評価を支えるものになっていた。

おそらくこの自信を土台にしてであろう、はじめて彼女は念願の就職をはたした。最初の一年は小さな企業の臨時雇いとして会計の仕事を担当したのち、比較的大きな企業の女子タイピストとして正式に就職した。これが後に述べる結婚による退職まで、丸二年つづいた。この職場でもいくつかの日常的な同性間葛藤が生じはしたが、すでに生きがいとして作歌生活をしっかりもっていた彼女はそれによって、今までのように容易にくずれることはなかった。むしろ職場での対人葛藤自体がこのころには歌に詠みこまれて発表するという道を与えられていた。そして母への長かった両価的感情にもほぼ一つの終止符がうたれた。もう母との争いが安定をくずすこともこのころからなくなった。

ところで短歌は、母との両価的関係の清算という点でどういう役割をになったのであろうか。筆者には次のように思われてならない。刺繡や短歌は、母の要求した実務的な仕事、たとえば経理、会計、タイピスト、速記、洋裁師などという職業選択への反動として、自らえらんだ非実務的、芸術至上的な活動のなかから生まれてきたことはたしかである。母の要求する一連の職務が身につかなかったのも、たしかに母への両価的な反発によるところが大きかったであろう。しかし、すでに述べたように、患者から見た母は実務にすぐれたると同時に、実は書画にも関心をもつ婦人でもあった。したがって作歌という才能の発見も、彼女自身が言うように、ある意味では母の一側面の継承でもあった。その点を考慮にいれるなら、和歌による自己実現は母との両価的葛藤への一つの巧みな決着のつけ方であったのではないか。事実彼女は歌人としての自覚が生まれるにつれて、他方のタイピストとしての生活にも今までのような困難を感じなくなり、そして何よりも母との葛藤をあらわにすることが少なくなった。

この間父が病死する。終始接触の深くなかった父の死は、それ自体としては彼女の内的生活に目立った変化をよび起こさなかった。それよりも、よくありうるように、父の死が彼女の変化にプラスに働いた。父の死による家庭の再編成の必要が彼女を社会生活に定着させる一つの拍車になった。たとえば、父の死が家業をたたませることになり、母をして仕事一辺倒の生活から退かせ、患者の身辺にも目をそそぐ余裕と関心をあきらかに母に与えた。また患者自身も父亡きあとの家計の一端を支える役割をになわざるをえなくされた。このような一家の現実志向がはじめて縁談を現実的なものにさせたように思われる。

丸二年の就職生活ののち（三三歳）、母によって縁談がもちこまれ、はじめて見合いがなされた。彼女にはややもの足りぬ相手に思えたが、相手側の本人と家族こぞっての熱意が心をうごかした。しかし、いざ婚約という段階になると、病歴を相手にうちあけるべきか、子どもは産めるか、妊娠中服薬は可能か、奇形児を産みはしないか、育児は可能か、母からの独立は可能か、主治医から離れられるか等々と長い逡巡がつづく。ようやく相手に病歴のことはかくしておくことを決意し、婚約にふみきる。そして結婚。夫の趣味や生活と相容れないという理由で彼女は自ら短歌をつくるのをやめる。

結婚後案外と好調の日々がつづく。夫への愛も生まれた。ところが間もなく妊娠し激しい悪阻が精神病再発への不安をひき起こし、数カ月ぶりに服薬の要否をもとめて筆者に電話してこざるをえなくなる。軽い安定剤が与えられる。しかし服薬という行為は夫への秘密をもつ身のうしろめたさを呼び起こし、これが彼女を再びゆるがした。しかし、その動揺はもはや精神病レベルに達することなく、多訴的依存的な、いわゆるヒステリックな状態であることが多く、またもはや母への両価的葛藤が露呈されることもなかった。

たまたまこのころ筆者が一年間不在になるため、筆者の親しい二人の精神科医に治療を依頼することになる。両医師によって夫や母との接触がたもたれ、出産もまた両氏の管理下に行えるように配慮された。これを機会に治療の主役は筆者からこれら両氏に移った。今からふりかえると、このことは長期にわたった筆者との人間関係からの離脱にプラスに働いたかもしれない。

結婚という関門をどうにかのりこえた彼女も、出産にはまったく翻弄されることになる。産褥からすでに不安定な兆候をみせていた彼女は、育児と家事に精神的にも肉体的にも疲憊し、取りみだす。結局最初の一年は乳児を乳児院と母との手にゆだねざるをえない。そしてその間彼女自身は主治医となった両氏に対しくりかえして退行的依存的となり、何度か、少なからず演劇的な自殺もくわだてられた。このころ、両氏の観察によれば分裂病性の症状の出現はみられず、ヒステリーか分裂病者の神経症的反応か区別のつかぬ状態であった。幸い出産後一年ぐらいから、子どもが大きくなるにつれて安定にむかった。そして以来三年、いちおう家庭の主婦としての安定を得、育児と家事に喜びを見いだし、長らく夫への遠慮から中断していた短歌もまた再開されはじめた。子どもの病気に際してつねにいささか過度の心配をするということを除けば、とくに問題はない。歌については、最近はあまり良い歌ができない、毎日の日常茶飯事についての日記みたいなものになってしまったと、苦笑をもらしている。それでも病中から何年かに詠んだ歌を歌集に編みたいという希望を口にしている。彼女にとって一つの過程のおわったことが自覚されているのであろうか。そのほか小さな動揺として、若い宗教家との邂逅が宗教への突発的な傾斜を生んだ。しかし本人自身その危険性を十分自覚し、一過的におわった。そして精神病的な体験や行動はまったく生じなかった。

今後どのような経過をたどるかは、もちろん筆者のよく予測するところではない。ただ四〇歳という年齢を思うとき、そしてこれまでの治療経過をふりかえるとき、彼女の精神病の中核的内容でありつづけた青春期の自己像をめぐる苦闘は一つの区切りをむかえたのではないかと推測される。彼女のために、これが主治医としての筆者のする最後のレポートであることを望まないではいられない。

2 ある少年

初診時一四歳の少年、当初の診断破瓜病、入院歴二回、現在二六歳、大学を卒え就職、未婚。治療期間一〇年。

本例の報告はこれが最初である。前例同様一〇年という比較的長い期間、吉本によって治療が行われ、いちおう治療を終結したと目される例である。本例における問題点をあげると、次のごとくである。

(1) 前例と逆に治療者が女性で患者が男性である。藤縄ら[6]が述べているように、従来報告のある精神療法例というと女性例が圧倒的に多かった。外国の治療例では女性の治療者の場合が多いのに、わが国では平野、江口以降の報告がない。分裂病の精神療法の今後の発展のためには、女性の治療者の出現に期待するところが大きい。

(2) 本例においても転移状況が生じた。そしてそれとの関連において治療者以外の人物への代理的なアクティング・アウトが生じた。

(3) 本例の治療の成功には患者の家族、とくに父親の協力があずかって大きかった。この点前例と対蹠的であった。本例の入院が二回にとどまりえたのは、あきらかに家族の側の努力に負うところがあった。

(4) この年齢の少年には、最初破瓜病ないしは単純性分裂病が十分にうたがわれるほど高度の脱現実傾向がありながら、早晩奇妙にエネルギーのあるアクティング・アウトが続出し、診断に迷うようになる例が少なからずある。本例においても、十分に心因的基盤たりうる家庭内葛藤が存在したこと、治療者への転移がみられたこと、初期をのぞき治療への自発的関心が存続したことなどは、今からふりかえってみると、彼が典型的な破瓜病でなかったかもしれぬと思わせる点である。しかし、治療終結に一〇年を要したこと、しかもその治療終結直前においても明白に精神病レベルの反応が生じたことからも知られるように、彼の自己像形成にまつわる障害が容易ならぬものであったことは確かである。治療期間の一〇年の後半五年は、あるいは境界例状態といってよい状態にあったかもしれない。

1　家族

初診時父は六五歳、自営する企業の経営者である。かつては大学の教官であった人で、真面目で高潔な人柄といえる。後に述べるように、この父は患者の治療のために努力を惜しまなかった。最初の妻を戦時中に失い、現在の妻、すなわち患者の母と再婚した。母は当時三四歳、両親に早くわかれ婚期を逸し、二児のある現在の夫と初婚した。当時先妻の子である長男はすでに一家をなして別居しており、長女もまた他家に嫁していたから、家族構成としては必ずしも複雑ではなかったが、これらの家族への配慮から気苦労が絶えなかったという。彼女自身三児をえたが、第三子である患者の妊娠中(四〇歳)にはノイローゼ気味になり、出産後もそれがかなりの期間つづいたという。神経質な婦人である。患者の姉はとくに目立ったところのない平凡な女性であるが、兄は患者の発病後一風かわった進路をえらび、メキシコへ家出同然のかたちで留学するという反抗もできる、エネルギッシュな男性である。

家庭は典型的な父権的家族で、母を含めた全員が父からの重圧感を感じてきた。事実父は最後まで先妻の写真を机上にかざり、そのことで後妻とその子どもたちの心を暗いものにしていた。患者は発病後この写真を破り棄てるという挙にでたことが契機となり、以後父は非をみとめて先妻の思い出につながる品物のことごとくを処分した。

2 生活史

乳幼児期の発育は普通、離乳時腸をこわして入院したことがある。性格的には無口でおとなしく、幼稚園の二年間は母がついて行き、終わるまで一緒にいなければならなかったほどであった。それでも行くのをいやがり、よく休んだ。この傾向は小学校四、五年ころでおわり、活発でスポーツ好きの少年にかわったかに見えたが、中学に入ると再び無口で内気な子どもにもどった。父は勉学をやかましくいい、とくに語学に力を入れることを求めた。そのためか語学をはじめ成績はよかった。しかし、ときどき「世の中がいやになった、死にたい」などと洩らしていたこともあった。家中で一番気が優しく、母が病気などをすると枕もとで看病する子であった。

3 発病と経過

発病にはこれといった契機はない。患者自身や両親の陳述を総合すると、名門校といわれる中学に入り厳しい規律と勉学にしばられたり、そのうえ父の学問至上、知識第一主義に追いたてられたりしたためか、しだいに暗い性格にかわった。クラスの競争もはげしく友人もなく、そのうえ一時間半を要する通学が身体的疲労をもたらしたことは事実のようである。二年生の夏宿題をやらなくなり、きわめて無口で外出を嫌がり、見知らぬ人に出会うのを極度にさけ、散髪にもいかなくなった。その前後から胃腸が悪いとか口がくさく臭うとかいうようになった。夏休み中、兄と二人で親戚をおとずれた際、全然ものもいわず、しかも後向きのまま人に接するので奇妙におもわれている。

4　治療の開始

破瓜病の診断後精神療法を求めて筆者である女性医師（共著者）のもとに送られてきた患者の最初の状態は、次のごとくである。

両親に伴われて入室するが、まったく拒否的で、壁の方を向き、硬い姿勢でつっ立ち、診察を拒む。しかししばらくすると、向こうむきのまま低い声で応答を始める。彼はまず、自分が医師に背を向けているのは、自分の口がくさいからだと述べた。後年はじめてあきらかにされることだが、当時彼は「自分が外国人であって変な体臭を発している」という妄想をもっていた。ただちに入院治療にうつる。

入院後も拒否的、緘黙的で、声をかけるとどんどん逃げていく。働きかけに対しかえって反抗的暴力的となり、独房への収容もやむをえないときがあったぐらいである。反抗に対するこの時期の治療は徹頭徹尾受容的になされた。入院に対し父は冷静そのもの、母は入院来毎日泣き暮らし面会もできかねるほどであった。

最初拒否的で暴力的であった彼も、しだいに治療者にうちとけるようになり、一〇カ月後に退院。退院後目についたことは、自分の部屋にフランス国旗をはりつけたり、また、日本はいやだ、ブラジルへ行きたいというなど、自由への憧れ、家庭からの脱出を志向するような言動がさかんにみられたことである。しかし、他方では自分の顔が醜いと深刻に嘆き、鏡がこわいといって床屋へも行かず、浴室の鏡をおそれて入浴もしないという状態であった。また母に対しては母がお化けのような顔をしているとおそれたり、父に対しては、たまたま一緒に外出した際口論になり、一人憤然として帰宅し、父を罵倒しつつスキーのストックで襖をめちゃくちゃに突き破るというようなことが見られた。両親像、ひいては自己像について容易ならぬ問題がひそんでいることを暗示した。

退院後のこの一年の間に、父は、先に述べたように、先妻にまつわる物品をすべて処分し、そのうえ患者の請いをいれて、今まで住んでいた大きな家を売りはらい新しい住居に移り住んでいる。それにしたがって患者も新しい地区の公立中学二年に一年おくれて編入された。ところが、ここでの彼はもはや以前のごとく内気で目立たない生徒ではなく、自己主張のつよい、いわばアウトロー的存在になった。たとえば、授業中に英字新聞を拡げてよむ、教師の注意に反抗し殴りかかる、制服を着用せず普段着のまま登校する、髪も長髪にする、といった具合であった。そのため家庭と学校との間にたえず摩擦が生じ、ようやくにして卒業にこぎつけるといった有り様であった。この間、時々外来へやって来たが、一見して異様な服装であった。垢と汗に汚れた上衣、ところどころ擦り切れ孔のあいたズボン、サンダルからのぞく黒い足、室内でもはずせぬ大きなサングラス、そればかりか一呼吸ごとにあえがねばならぬほどの荒々しい身振り。このころ家庭では暇さえあれば油絵をかいていた。しかし、完成はいつのことかまったくわからぬ描きぶりであった。

この退院後二年間の新しい学校での中学生活については、彼はほとんど記憶していない。一つの暗黒時代であったのであろう。しかし、この間に父の行った努力には目ざましいものがあった。息子と同じ部屋でやすみ、野球見物などに労をおしまず連れていき、学校での諸問題もすすんでその解決を自分がひきうけ、高校選択についても十分の配慮を示した。

高校時代は患者にとって今までになく楽しい、満ちたりたもののように見えた。快適な友人関係、女性に対するちょっとした冒険等々。しかし、それにもかかわらず、時々抑うつ状態が間に挿まった。注目すべきことは、このころから女性の治療者に対する転移感情が目覚め、しげしげと治療者のもとを訪れるようになったことである。そして、あるときたまたま治療者が二週間の旅行に出かけ、面接が中断された間に、近所の顔見知りの一夫人との間に肉体的関係が突発するという出来事が生じた。しかし、治療者の帰宅と同時にこの関係はただちに消え、以後二度と生じなかった。

翌年の夏（一八歳）、彼は自らの希望で再入院する。「世の中から少し離れたところで、心を立てなおしたいから」だといい、病院からの通学を三カ月つづけた。「悲しいときには沈みこんで死にたくなってしまう。うれしかるべきときにまったく感激がわかない」とこのころ述べている。

5　本格的な精神療法への移行

この第二回の自発的な入院生活をおえたあと、彼はついに家を出てマンションでの一人住いをはじめ、ここで残る高校生活をおえ、大学への進学を果たした。高校生活は五年を要した。この間も、またその後も、随時治療者をおとずれていた彼が、ことあらためて精神療法を受けたいという希望をもってやってきたのは、大学二年二二歳の時である。彼はその折りの態度と訴えから、筆者は即座に治療を引き受けた。内的葛藤に対して今こそ精神療法的関与が必要であり、また可能であると感じたからである。このときの訴えは次のごとくである。

「自分が日本人ではなく外国人だと思えて仕方がない。妄想だということは今ではわかっているが、どうしても否定しきれない。人びとがA国のことについて語っていると、心臓が苦しくなり顔が赤くなる。戸籍抄本をみてたしかめたので、妄想だということは頭ではわかっているのだが」。これは重大な発言であった。これが他ならぬ発病時にあらわれた妄想観念の残滓だったからである。そして当時のことについて彼は次のようにつけ加えた。中学のとき、人が何げなく言ったA国人云々という言葉から、自分が鼻の頭に汗をかきやすいということとA国人ということを直観的にむすびつけ、さらにそれから体臭がつよいという考えをひきだし、つよい劣等感と疎外感をあらためて味わうとともに、そのことが他人にすっかり知られてしまったと思い、ひどいショックをうけた、と。

これを聞きながら筆者は次のようにこの外国人「妄想」を解釈した。父は戦前戦後を通じてエリートとしての自負をもっていたが、父にとってそれはただ先妻との過去の生活の中にのみ実在したものであった。その父が先妻の写真と遺品を大切に保存し、先妻の子どものみを賞讃する状況の中にあって、後妻とその子どもたちは劣等者としての刻印を長くうけつづけてきた。そして患者は、母との情緒的なつながりが深かったせいもあって、すぐ上の兄ほどには強烈な形で父に反抗することができず、むしろ父への敵意を抑圧し、そのかわりに意欲喪失という代償を得るという生き方をえらんでいた。

A国人云々という何げない人の言葉はその状況を隠喩的に的確に表現するものであった。それは一面ではアウトサイダーとしての劣等感や疎外感をいっそう刺激するものではあったけれども、他方では状況からの脱出の可能性を示唆するものであった。それゆえにこそ、この妄想観念の出現以来、彼はこれまでの自制から一転して否定的反抗の姿勢に自分を切りかえる道を見いだしたのではないか。

もちろんこのような解釈がこのとき口に出して述べられたわけではなかったが、このような了解が筆者に治療をひきうけることを決心させた。このときの面接では、この告白のほかに最近空手初段の免状とタクシー運転手の免許をとったことが報告された。以後定期的に一二回の面接が行われたが、その経過を回ごとにまとめてみると、以下のごとくである。

第二回　飲酒運転でやってくる。やや多弁である。以前病院へ自ら希望して入院し、そこに自由を感じ、病院にこそ自分の青春があると思っていたことを回想し、おかしがる。兄がトラックの運転手として稼ぎまくり、春になったらパリへ行くといっていると述べる。

第三回　大学を出て社会へ出ていくことの不安が述べられる。大学教授として大学に残るか、地下室に住んで映画の翻訳をするかしたいという。とうてい普通のサラリーマン生活をやる自信がないという。

鏡恐怖がまだ少し残っているといい、そのことが話題にされる。そして悲観的に、「外国のスパイだとみんなに思われているような気がする。どうせ人並みな生活はできないだろうが、自分としても常識的な生活をえらぶ気にはなれない。一生独身でいたい。そして早く年をとって死ぬのがよい。ヨガを修行し、年をとったらインドへ行きたい」などと語る。

第四回　トラック運転手のアルバイトをしているという。大声でどなったり、ぶっとばしたりすると、スカーッとする。運転手仲間はほとんどアルバイトで、交通法規を無視してでたらめな運転をしているが、仲間に入るとみんながとてもよくしてくれる。人がこわくなくなった、とやや軽躁的にみえる。

第五回　アルバイトをやめ、今は親孝行しているという。落ち着いた態度。

第六回　父を車に同乗させてやってくる。父と一緒に釣りに行くということである。

第七回　毎日釣りに行っているという。一匹もかからないが雰囲気がよいので気がおちつく。釣れないほうが面倒でなくてよいのだ、という。そして深刻に「例の妄想はなくなるでしょうか。いっそ本当ならよいのだが。本当でないのにそう思えてくるから苦しい」のだという。

第八回　一つの重要な陳述がなされる。「河へ釣りに行った。そこには鉄橋があり汽車が汽笛をポーッとならして走っていった。すると糸を垂れている自分の存在が、何ともいえずセンチメンタルに心に迫ってきた。遠くで汽笛がなり、それと関係なく、自分がここにいるということの実感が哀愁のように胸に迫ってきた。昔、小学生のころ、同じように汽笛を聞き、哀愁を感じたのをおもいだした」。このことを彼はしみじみとした調子で語った。そして現実的なことに関心が出てきたようだと付け加えた。

第九回　友人と海へ遊びに行き、モーターボートを盗み、車でもち帰る。父は激怒する。また一方で同年の従妹との熱烈な恋愛がはじまる。彼はまったく活力にみちている。

第一〇回　兄がとうとうメキシコへ旅立った。従妹との恋愛はつづいている。しかし、家庭の中にいると気が滅入ると孤独寂寥感をうったえる。

第一一回　従妹との結婚は双方の親に反対された。彼自身冷静で、現実の結婚は考えていないのだという。

第一二回　鏡のことが話題になる。最近では鏡恐怖ではなくて、鏡に自分をうつして自己像を調整している様子である。つまり、彼にとって鏡はもはや自己を視ることを強制する脅迫的なものではなくなり、自己像をつくり上げる道具にすぎなくなった。たとえば、自分がある俳優に似ているといわれ、自分でもそうなったつもりで外を歩く。最高にカッコよい気でいると、鏡を見てガッカリする。もう五センチ背が高くなればスマートなのだが、などという。

以上一二回の、神経症者に対するのとほとんどかわらぬ面接ののち、外国人であるという妄想様観念ないしは強迫観念はいちおう消失した。規則正しい面接が少なくとも彼の自己像の確立に役立ったことは確かに思われた。彼のほうからいちおう治療を打ち切り、自分でやってみたいという申し出がなされた。そして面接治療中の華々しい活動から、再びマンションと大学を往復する単調な生活にもどった。従妹との恋愛にも終止符がうたれた。その後は、ほとんど筆者をおとずれず、まれに状況報告だといって訪ねてくるぐらいになった。この年の末、父が腸の手術のため入院した際、父の世話一切を彼が引き受け、無事父は回復をみたということであった。

6　治療の終結

上記の精神療法的関与の時期から二年がすぎたころ、次のようなエピソードが生じた。そしてこれが治療を終結へといたらせた。

彼の学生生活もあと一年で終わろうとしていた。自分が他人とちがった特別の人間であるという疎外者の意識こそ失くなっていたが、このまま社会に出て人並みに職業生活をおくれるかどうかについては、彼はまったく自信がなかった。しかし、社長の息子としての彼の立場は、否応なしに彼を社会的関係へと駆りたてた。父の仕事が人手不足のため難渋し、そのため患者はマンションでの一人住いを断念して自宅にもどり、父の仕事を手伝わざるをえぬ羽目になった。彼はその責任を回避しはしなかった。そしてそのことが彼を病気の最終的解消へと向かわせた。

ある日、めずらしく予告なしに彼は筆者のもとを訪れた。一見してわかる強い緊張状態にあった。彼の語るところによれば、母が過労から心臓発作で倒れたとき、彼は恐ろしさのあまり家にいたたまれず、飛行機で山陽地方の友人の家に逃避した。そしてそこから友人と二人で九州までドライヴしたが、その三日間食うや食わずであり、加えて一睡もしなかったという。疲労で失神寸前を治療によって救われ、ようやく体力を回復したという。その間の事情について、彼はいう。「あんな恐ろしいことはなかった。亡くなった義母の幻影が出てきて、兄弟五人力を合わせなさいといった。それを聞くや家にとって返し、以来病床の母の傍をはなれず看病した。その場に先妻の息子、すなわち義兄も来合わせており、彼がいうには、私が幻影を見た時刻に、郷里にある義母の墓参をしていたという。墓参をするということは彼にもついぞなかったらしい」。そして「幽霊とか超自然の存在を僕は信じる。家に帰ってからも近くの路上で幽霊を見た。最近亡くなった近所の老人が僕の運転する車の前を横切ったのです。魂は実在し心霊現象は現にあるのです」とつけ加えた。

彼の体験内容はあまりにも突飛で不可思議なものであったが、しかし筆者には彼がそのとき幻覚をもったとか、錯乱していたとして片づけてしまえぬ何ものかがそこに含まれていると感じられた。筆者には、彼が病床の母のもとから逃げ出したことと、不眠不食の状態にあって義母の亡霊を見たこととの中に、彼にとってのある種の意味がかくされていると思えてならなかった。彼自身、異常体験に恐怖心をかきたてられている反面、非常な精神の昂揚を経験していることが、はっきりみてとれた。

筆者はここでこう考えた。彼は一時的にしろ肉体の憂いを脱却して精神の高みへと飛翔する機会をえた。おそらくそこでは此岸と彼岸の区別はなく、死者と生者の自由に交わいうる領域だったのであろう。思えば発病以来彼はずっと自分の肉体とたたかってきたのではなかったのか。彼にとって肉体は精神をくもらせ鈍らせ、軽やかな飛翔をさまたげる鎖であったのではないか。それが絶えず彼を不安と憂愁の中にとじこめ、現実を生きる力を萎えさせてきたのではなかったか。彼の秘密は、まだ絶ちきれぬ母との絆、心の飛翔を制縛する血の絆ではなかったのか。

そう考えれば、彼が病床の母を見捨てて、飛行機で空をとんだということは、一つの象徴的行為と思えなくもなかった。彼が捨てたのは、母＝地上＝住家＝此岸＝肉体であり、彼が到達したところは、死んだ母＝天上＝彼岸＝精神であったのではないか。

筆者はこの解決を大まかに彼に伝え、彼の行為のもつ象徴的実現性を評価し、彼に安心して休養をとるよう指示し、軽い安定剤と睡眠剤を与えて帰した。一週間後にあらわれたときには、完全に平静をとりもどしていた。「食べねばならぬという意志の力が働いて、ただがむしゃらに食べる」「会社の方も人手ができてうまくいくようになったし、兄も夏にはメキシコから帰るという」「異母兄もよく面倒をみてくれ、気がらくになった」という。彼が現実を生きる力を獲得したという印象を筆者はこのときつよくもった。

このとき以来、彼の足はまた遠のいていった。そして五カ月後ひょっくりやってきたとき、彼の表情には生気と確信がみなぎっていて、見る者の心を魅きつけた。彼の明快な意見を耳にして、筆者はますます確信をふかめた。この五カ月の間に彼は卒業への一切の準備をおえ、就職も決めていた。父の意見にしたがって一年間は社会勉強のつもりで銀行につとめ、その後は大学の法科の夜学にかよい、弁護士の資格をとるつもりだといった。「今後は世間の中で生きていこうと思う。例の妄想もまったく気にならなくなった。もし事実だったとしても別にどうってことはなかったのに。もっともそうでないことははっきりしていますが」と笑った。彼の言葉を聞きながら、筆者はこの一〇年という年月の重さをひしひしと感じた。そして一つの関係が終了したことをさとった。

3　おわりに

以上筆者らそれぞれが一〇年から一八年にわたって精神療法的な意図のもとに治療し、いちおう治療終結の時点に到達したと思われる二症例の経過を記述した。一例は男性の治療者が女性の患者を、他の一例は女性の治療者が男性を取り扱ったものである。精神療法といっても、完全に精神分析的な手法に立脚したものではない。薬物もまた随時併用された。

ここにあげた二例は、ともに当初破瓜病性のものと診断された例である。しかし、今日からふりかえってみると、次の点において典型的な破瓜病とするには若干疑義をもつ。その第一は、いわゆる転移状況が比較的容易に成立したことであり、第二は、自発的な治療意欲が患者の側にかなり早い時期から生じ、これが持続されたこと、第三は、言語的交通のレベルでの面接が全経過を通じて主役を演じ、非言語的レベルでのそれは副次的にしか必要とされなかったことである。

いうまでもなく、われわれの経験の中にも、同じく破瓜病と診断されたものの中に、このようには治療の展開しなかった例が多くある。それらにおいては、ここにあげた例のようには言語レベルの面接が力をもたなかった。どうしても非言語レベルの交通手段が主役を演じる必要が痛感された。これら言語レベルで疎通しがたい例に対しては、作業療法や生活療法のうちにふくまれる精神療法的側面や、また芸術療法的な企てが、より的確な仕方で治療の中に組み入れられる必要があるし、また精神分析にもとづいた治療手段が本格化されることも、ぜひとも必要と思われた。しかし残念ながら今日のわれわれの実力では、このような非言語的レベルの手段を十分に駆使した治療例を報告できるところまでいっていない。今後の課題である。

ところで最近、精神病理学的ないしは精神療法的見地から、分裂病を二分的に考える見方がいくつか見られる。真性分裂病と偽性分裂病（リュムケ）[26]、中核分裂病とエゴパチー（キスカー）[17]、過程分裂病と反応分裂病（黒沢）[16]、クレペリン型とブロイラー型（笠原）[11]、破瓜病と対人精神病（木村）[15]など。これらそれぞれの間にはもちろん厳密には若干のずれがあるが、基本的には二つのグループがあると考える点で軌を一にしている。そして精神療法が奏効しやすく、かつそれによって精神病理学的知見を獲得できるのは、いうまでもなく後者のグループに属する分裂病者であろう。ここにあげた二例もそうである。この二つのグループのどちらを分裂病のより典型的な型として扱うかについては意見のわかれるところがあろうが、筆者らの見解としては、たしかに後者のグループには反応性、心因性、対人性といった特徴がより顕著にみられるにしても、そうだからといって後者のグループを非分裂病的として軽視的にあつかうことには問題があると思う。これらもまた分裂病の重要な一つのタイプである。そして、ここにあげた二例が一四歳から二四歳、また二〇歳から三八歳までにわたる治療を必要としたことが何よりもよく示すように、後者のグループにおける分裂病像においては、青春期における自己像形成にまつわる深刻な精神病理学的障害が、実質的にその中心をなしており、しかもそれは、たんなる「反応性」「心因性」という表現では言いつくせぬ、容易ならぬ病態であることを痛感する。かつて筆者の一人笠原[10]が人間学的見地から分裂病と躁うつ病を比較しつつ、分裂病を人間のもつ「出立」的な方向における挫折であり、その治療はこの出立という方向上の成熟を指向するべきだとのべたことがあるが、この点は後者のグループにおいてそのまま妥当する。

最後に、当初同じように破瓜緊張病的に見えても、精神療法的な接近の奏効が期待できるものとしからざるものを、何らかの特徴によってあらかじめ弁別できるかどうか、という実際的な問題がのこる。もちろん治療者の能力や治療を長年にわたり継続させるための内的外的な条件があるから、一概に論じるわけにはいかないであろうが、筆者らの現在までの経験にもとづく限り、次のような点がいちおうのメルクマールとして挙げうるのではないか、と思う。

(1) 疎通性。この問題はかつてリュムケ[26]が、最近でも木村[15]が強調しているが、治療的見地からみても、やはり重要であろう。

(2) 幼児期以来、少なくとも一時期、活発な対人交渉をもちえた歴史があること。

(3) 小学校高学年から中学にかけてのころ、H・S・サリヴァン[33]のいうように同性集団の形成があること。

筆者らの治療のある程度以上奏効したと思われる症例からすると、このような特性がとりだせる。破瓜病と診断された人びとの中にも、このような例は決して少なくない。しかし、その場合でも、筆者らのここで示したごとき程度の治療法では、一〇年余という長い歳月を要し、治療は決して容易ではなかった。もっとも、すでに述べたように、非言語レベルの接近法に習熟し、精神分析的な治療法をもっと導入することによって、治療期間をいま少し短縮することが期待されるし、またそうであってほしいと思う。

文献

（1） Azima, H. and Glueck, B. Jr.（Eds.）: Psychotherapy of Schizophrenic and Manic and Depressive States. *Psychiatric Research Reports*. No. 17. A. P. A., 1963.

（2） Burnes, M. and Berke, J., Mary Burnes: *Two Accounts of a Journey through Madness*. MacGibbon and Kee, London 1971.

（3） Benedetti, G.: *Klinische Psychotherapie*. Hans Huber. Bern. 1964.（小久保享郎・石福恒雄訳『臨床精神療法』み

すず書房、一九六八年）
（4）Burnham, D. L., Gladstone, A. I. and Gibson, R. W. &: *Schizophrenia and the Need-fear Dilemma.* International University Press, New York, 1969.
（5）Burton, A. (Ed.): *Psychotherapy of Psychoses.* Basic Books, New York, 1961.
（6）藤縄昭・加藤清『心理療法㈥』異常心理学講座、第三巻、みすず書房、一九六八年。
（7）Green, H.: *I never promised you a rose garden.* Holt, Rinehalt and Winston. New York, 1964.（佐伯わか子・笠原嘉訳『デボラの世界』みすず書房、一九七一年）
（8）笠原嘉「個人精神療法の一症例をめぐって」第六六回精神神経学会シンポジウム「精神療法と生活療法」抄録。精神経誌、七一巻、二一八頁、一九六九年。
（9）笠原嘉「心因要素の著明な分裂病への精神療法」精神経誌、六一巻、一頁、一九五九年。
（10）笠原嘉「精神医学における人間学の方法」精神医学、一〇巻、一頁、一九六五年。
（11）笠原嘉・阪本健二「分裂病の精神療法」三浦岱栄監修『精神療法の理論と実際』医学書院、東京、一九六九年。
（12）加藤清・藤縄昭「絵画療法における創造と表現の病理」精神医学、九巻、三六四頁、一九六七年。
（13）加藤清「一精神分裂病者におけるナルシズムの絵画的表現の変遷について」芸術療法、二巻、五一頁、一九七〇年。
（14）加藤友之・田島昭・湯浅修一・江熊要一「精神分裂病者の社会生活における特性」精神経誌、六八巻、一〇七六頁、一九六六年。
（15）木村敏『自覚の精神病理』紀伊國屋書店、一九七〇年。
（16）黒沢良介「症状と経過からみた分裂病の類型」精神医学、九巻、二二頁、一九六七年。
（17）Kisker, K. P.: Kernschizophrenie und Egopathie. *Nervenarzt,* 35, 286, 1964.
（18）Laing, R. D.: *The Divided Self.* Tavistock, London, 1960.（阪本健二・志貴春彦・笠原嘉訳『ひき裂かれた自己』みすず書房、一九七一年）
（19）Laing, R. D. and Esterson, A., Sanity: *Madness and the Family.* Tavistock, London, 1964.（笠原嘉・辻和子訳『狂気と家族』みすず書房、一九七二年）

（20）Laing, R. D.: *Politics of Experience and the Bird of Paradise.* Penguin Books Ltd. Middlesex, 1967.（笠原嘉・塚本嘉寿訳『経験の政治学』みすず書房、一九七三年）
（21）中井久夫「精神分裂病の精神療法における描画の使用」芸術療法、二巻、七七頁、一九七〇年。
（22）中井久夫「精神分裂病状態からの寛解過程——描画を併用せる精神療法をとおしての縦断的観察」宮本忠雄編『分裂病の精神病理２』東京大学出版会、一九七四年。『統合失調症２』みすず書房、二〇一〇年に再録。
（23）中井久夫「描画をとおしてみる精神障害者とくに精神分裂病者における心理的空間の構造」芸術療法、三巻、三七頁、一九七一年。
（24）Pankow, G.: *Dynamische Strukturierung in der Psychose.* Hans Huber, Bern, 1957.（三好暁光訳『身体像の回復——精神病の精神療法』岩崎学術出版社、一九七〇年）
（25）Rubinstein, D. and Alanen, Y. O.: *Psychotherapy of Schizophrenia.* Excerpta Medica. Amsterdam, 1972.
（26）Rümke, H. C.: Die Klinische Differenzierung innerhalb der Gruppe der Schizophrenien. *Nervenarzt* 29, 49, 1958.
（27）佐治守夫『心理療法㈠』異常心理学講座、第三巻、みすず書房、一九六八年。
（28）阪本良男「精神分裂病者に対する精神療法の実際」（未発表）
（29）Schulz, C. G. and Kilgalen, R. K.: *Case studies in Schizophrenia.* Basic Books. New York, 1969.
（30）Searles, H. F.: *Collected Papers on Schizophrenia and Related Subjects.* New York, International University Press, 1965.
（31）Spotnitz, H.: *Modern Psychoanalysis of the Schizophrenic Patient,* Grune & Stratton, New York/London, 1969.
（32）Schulman, B. H.: *Essays in Schizophrenia.* Williams & Wilkins. Baltimore, 1968.
（33）Sullivan, H. S.: *The Interpersonal Theory of Psychiatry.* Tavistock, London, 1953.

精神分裂病者とのコンタクトについて（一九六二、加藤清氏との共著）

――心理療法の経験から――

1　まえがき

「分裂病者におけるコンタクト」の問題は昨今精神病理学のもっとも今日的な主題の一つとなってきている。わが国でもすでに宮本氏(1)、荻野氏(2)らの、また最近ではすぐれた小川氏(3)の論著を読むことができるし、他方当然のことながら精神分析や病院精神医学の分野からの数多くの研究もまた、この主題にふれて述べられている。このようにコンタクトの問題は一見いかにも今日的な課題のごとくみえるのであるが、実はジャネ、ブロイラー以来すでに久しく精神分裂病研究の中心的問題にあったことを忘れるわけにはゆかない。いわゆるアカデミックな精神医学の諸概念、つまりブロイラーの内閉性、同調性、クレッチマーの分裂気質、ミンコフスキーの生ける接触、さらにはジャネの現実機能、ブロンデルの社会意識等々、いずれをとっても、そこには主題的にであれ非主題的にであれ、分裂病者との対人コンタクトの問題にふれていない概念はないといってもよい。われわれが精神科医としてうける最初の訓練はふつう感情診断の習得、つまりこの人には疎通性があるかないかの判断であるということや、その場合に今日なお慣用している「感情的疎通」という言葉をわれわれは一九〇八年来ブロイラーに負うているということは、コンタクトの問題の歴史性と今日性を端的に物語っている。

しかし、このように古くからあるコンタクトの問題が今日新たな装いのもとに登場してくる舞台は、いうまでもなく従来のそれとは趣を異にしている。コンタクトという言葉に新しい息吹きを吹きこんだのは、一方においてアメリカのコミュニケーション論、対人関係論であり、他方において欧州における精神医学的現存在分析であった。それらによって今日提出される意味での「コンタクト」は、大約つぎの二つの点で旧来の意味のそれと区別されるようにみえる。一つには、そうよんでよければ二人称的両数的《デュアール》なコンタクトの問題、つまり「分裂病におけるコンタクト」ではなく「分裂病者とのコンタクト」の問題になってきているという意味において、二つには治療（とりわけ心理的治療）というプラクシスに密接不可分の課題となっているという意味においてである。二人称的な関係への注目と治療的な構えという、この二つの要素はボス[4]のいうような意味で、精神分析のプラクシス（理論ではなく）に深く内蔵されていたものといえるが、事実今日の対人関係論はもとより精神医学における現存在分析もまたそれぞれ発想と方法を異にするとはいえ、精神分析に端緒をもつわけであるから、あえて大胆な表現をすれば、精神病理学のワクの中で伝統的な精神医学と精神分析が出会うことのできる場所は、ほかならぬ「コンタクト」という問題領域であろう、とさえいえるかと思う。

さらにまた対人関係論も精神医学的現存在分析も、最初からすでに「分裂病者とのコンタクトが可能かどうか」という問題提起の地平をこえている点でも共通している。それぞれつぎのように異なった根拠によってではあるが、分裂病者との間のコンタクトはそもそも自明の事柄とされている。前者は神経症者のみならず、いわゆる健常者と精神病者との間にもひっきょう段階的差異しかなく、精神病者の中にも健康な部分、健康な自我、大人の部分が失われていないとすることによって、後者は現存在の根本構造は健康と疾病の彼岸にあるとすることによって、である。いずれにしても今日精神科医に分裂病者への心理療法的なはたらきかけを行わしめるものがあるとすれば、それはふつう考えられやすいような分裂病心因説の信奉からではなく、むしろ「分裂病者も時と相手によっては不安定にしろ他者との間に接触を回復しうる」という前提からである。

だが今日の「コンタクト」の問題がもつことのできる第一の意義は、たんに心理療法という、かぎられた精神科医の関心の領分をこえ、つまり、治療をねらいとすると否とを問わず、われわれが臨床観察においてとるべき態度一般という意味においてであり、サリヴァンが「関与しつつの観察」といったように、本来的に両数的な人間関係の中で患者をみるということである。サリヴァンの理論の背景や構成は別としても、この臨床態度は精神医学における新しい基本的なみかたとなりうる資格があるように思える。これについては荻野恒一氏や小川信男氏もふれておられるが、われわれもコンタクトという今日的な問題のもっとも本格的な意義を、この点にみつけたいと考えるものである。

ついでに蛇足ながら、分裂病者とのコンタクトの問題を今日われわれにとって親近なものとするにあずかって力のあった、もう一つの無視できない影響にふれる必要がある。それはほかならぬ昨今の薬物療法の進歩である。われわれはクロールプロマジンなどのおかげで一時代前に比すれば、はるかに容易にかつ不安なしに患者に接近できるようになっている。今日の薬物は、それ自体の効果という面と、医者の側の心理という面と両方の意味で、医師と患者との間の距離をみごとにちぢめたといえる。慢性分裂病者の示すこの種の様相をとくに遠坂(5)は巧みに描写している。

2　二、三の経験について

ところで「コンタクト」の問題は、それ自体おそらくさまざまな地点に立って論じるにたるだけの広がりと深さをもっていると思われるが、ここではわれわれに与えられた「心理療法の経験から」という副題にしたがって、もっぱら臨床的経験的な観点から述べたい。もっとも「心理療法」といっても、今日われわれが世界の文献から知ることのできる技術や理論について述べるのではなく、われわれ数名が分裂病者個々にできるかぎり細心に治療的態度をもって接したところからえた知見のいくつかを、コンタクトの問題に関連して述べるにすぎない。当然貧困のそしりを免れないものと思うが、御容赦ねがいたい。

「関与しつつ観察する」というしかたでの臨床態度をもってわれわれが分裂病者に接近するとき、大ざっぱにいってつぎのような三つの「分裂病者とのコンタクト」のありかたを見出すことができるように思う。

(1) 日常世界的な、ありきたりのコンタクト。
(2) いわゆる感情転移的なコンタクト。
(3) 治療的状況を構成することのできるコンタクト、共同-相互性に根ざしたふれあい。

われわれとの間で第一の日常的な、ありきたりのコンタクトしか示すことのない分裂病者とは、だいたいつぎの二つの群の人びとである。第一はいわゆる欠陥治癒状態の患者によくみられるように、läppisch-heiter で彼らの許す範囲ではいとも慇懃で愛想よく社交的でさえあるが、しかしまた誰に対しても変わりのない同じしかたのコンタクトである。彼らはそもそもわれわれによびかけることがないし、われわれ医師のほうにも彼らとの接触においては、おおむねなんの「驚き」も生じないのがつねであり、したがって医師からすればまったく寡黙な昏迷患者を前にするときのほうが、まだしも接触への意欲を感じることができる。サリヴァンは巧みにこのような患者の状態を imitation of healing と表現している。

第二には、本質的には違うが同じようなしかたのコンタクトを示しやすいものとして、非定型内因性精神病者がある。周知のごとく、これは概して非常に短い緊張病期をのぞけば、医師の中に早発感情をいだかせない人びとで、彼らは最初からかなり滑らかにわれわれの心をとらえ、その呈する症状の激しさにもかかわらず、われわれをそれほど不安にすることがない。彼らはつねにある程度の節度をもつことができ、いわゆる感情転移を示すにしても一過的である。また精神症状自体に彼らの場合人格の介入発展が貧しく、多少とも意識障害をともなった急性期が一過すれば、容易に旧復し病識を示すことができるのだが、つぎにきたるべきファーゼを案ずるところはそれほどめだたず、淡々としている。入院中の彼らは比較的密接な対人交渉を容易に医師との間に作ることができるが、それにもかかわらず退院後も医師との交渉をたもつという場合は少ないようである。つまり彼らは治癒すれば自ら共同世界の中へ深いためらいもなくはいっていけるので、医師に向かってよびかける必要をもたない。これらの一群の病者にも精神指導的なはたらきかけが無用ではないであろうが、分裂病に関心をもつ医師にとってはそれほど加療意欲を感じさせない人びとである。

ではわれわれは一般にどういう患者に加療意欲をいだきやすいか。もちろんそれには治療者個人の人柄や好嫌が大きく関与することは疑いないが、そのような個人的要因を大幅に考慮にいれても、なおかつ一般にわれわれ医師をして、たとえやむをえずという形にしろ治療的態度をとらせてしまう一群の患者がいる。それが第二にあげた感情転移的なしかたのコンタクトを示すことの多い、いわゆる「境界線例」「境界線状態」にある人びとである。これについては早くから井村教授の紹介[6]や武田専氏のモノグラフ[7]などがあるので詳説する要はないと思うが、要するにホック[9]のいう偽神経症性分裂病、エイ[10]の分裂神経症という言葉があらわすように、神経症との境界域にある分裂病者であって、これもまた非定型ではあるが、さきにあげた躁うつ病やてんかんに接する分裂病者としての非定型内因性精神病と対照をなす。この境界線患者の一番の特徴は、諸家の述べるように、最初からきわめて多彩な感情転移を示すことである。日常生活においてすでにかなり奇妙な表情や仕草をみせるほどであっても、初対面から強くコンタクトを求めてくる点で、内閉的な人びとといちじるしく違った印象を与える。つまり彼らは最初から、ふつう容易には口に出さないように生活史上の諸事実を、とりわけ性的な内容にもしばしばふれて語るのがつねである。医師はこのようなタイプの人びとの激しい依存的態度に不安や嫌悪を覚えないかぎり、加療意欲を刺激されるもののようである。彼らの陳述には最初から神経症者以上の洞察が示されていることが少なくないし、また彼らは少なくとも自分の神経症状については病識をもっているので、医師にとって最初のうちは興味をひく扱いよい患者である。しかしそれはおおむね初めだけで、入院生活が始まると彼らほど医師や看護者を悩ます患者はいないといってよいほどになる。というのは彼らの依存は往々限界を知らぬ、絶対を求めてやまぬといったしかたのものであり、しかもそれが満たされないとき、まったくの逆を示すからである。またしばしば彼らはヒステリー患者以上に愁訴が多く、時にはヒステリー性の転換症状を呈することさえあり、病舎内での生活でも罪責感を一方で強く訴えつつ、他方ではわがまま反抗的で病舎の秩序にしたがわないことも少なくないので、内閉的で扱いやすい破瓜病者とは反対に、看護者たちの不安やいらだちをかきたてやすい人びとである。加えて彼らは自殺企図の危険のもっとも多い入院患者であるという意味でも放置できないし、また井村教授も指摘されるように、主治医への転移の制止は彼らの場合たやすく周囲の第三者への偶発的な転移現象に姿を変えるので、その結果つねに巧まずして彼らは医師と看護者の間、看護者同士の間に楔《くさび》をうちこむことになり、その意味でも少なくともその時点ではやっかいな病人といわざるをえない。

では彼らを容易に治療状況にひきいれることができるかというと、それは容易でない。およそいかなる心理療法といえども、それが奏効する場合必ずそこに生まれているはずの第三の意味でのコンタクトは、一見豊かな接触を求めているかにみえるこの種の患者の場合にさえ、決して容易にはえられないことを痛感させられる。たとえば再三面接を求めながら医師と同席するとまったく寡黙であったり、あからさまに拒絶的ないしは攻撃的であったりする。われわれの経験は、境界線状態の患者との間にでさえ一時間半から二時間を過ごさずしては自然な疎通の生まれないことを教えるのであって、つきなみな診察がいかに有害無益かを知らされるのである。また当然のことながら一度心琴にふれて語るというような状況が生まれたからといって、それがそのまま安定持続した「ふれあい」として展開するというわけではなく、医師と患者の間に、治療のために不可欠なコンタクトをひらくためには、いってみれば面接ごとにそのつど最初からやりなおさねばならない。とはいえ、この種の患者が心理療法をもっとも必要とする分裂病者であることは疑いえない、とわれわれは思っている。事実われわれの治療例のうちで数年の治療が奏効したと思われる例の多くはこの群に属する患者[11]である。なお付言すると、われわれは精神科医がこの種の患者に関心をはらうことに少なからず意義があると考えるものだが、その一つの理由は、分裂病者の取扱いについてフロム－ライヒマン[12]らが説く事柄の多くを、われわれはこれら境界線例を通してもっともよく検討できるということにある。たとえば分裂病者特有の Ambivalenz あるいは bipolarity を、まざまざとわれわれにみせるのは、定型的な分裂病者ではなく彼ら境界線例の患者だからである。

　ところで以上はただ図式的に述べたにすぎないから、いうまでもなくこのほかにも日常的なあるいは感情転移的な仕方の接触を示すいくつかのタイプをあげることができるであろうし、また一人の患者においても経過と相手によって違った仕方で自分をひらく場面もあるであろう。だが、そうであっても結局最後に、われわれが日常もっともしばしば出会うはずの定型的な分裂病患者との問題が残る。

これは医師の好みや感受性の差を考慮にいれても、なおかつほとんどの医師に早発感情を覚えさせるであろうような人びとである。われわれの彼らへのよびかけはたいていの場合手がかりをつかめないし、彼らのほうもわれわれに対して通常なんの要求もせず、さりとて反抗するでもなく、本質において取り扱いやすい患者である。しかし、もしコンタクトという面に留意して彼らをみるなら、とりつくしまのない彼らでさえ、また病識欠如のはずの彼らでさえ、たとえ家族に追いたてられてであっても自ら通院してくるという事実や、またある人は一部の神経症症候を理由に納得して入院することがあるという事実を、われわれはすっかり分裂病の無関心症状のせいにしてしまうわけにはいかないように思う。数年の心理療法をおえて、今日研究生活に従事することのできたある婦人は、彼女が破瓜病と診断された数年前を回顧して、つぎのようにいったことがある。「最初の数回の診察のときには私はいつもだまりこくっていました。だがあの当時私がしゃべらなかったのではなく、あの診察室の雰囲気の中で医師のほうがしゃべらしてくれなかったのです。あの当時の先生方は私が一人で病院へきたという事実を、つまり私が空虚をみたすためにどれほど精神医学に期待をよせていたかを、ほとんど考慮していただけなかったのだと思います」と。この婦人の陳述は決して当時の内閉性、破瓜病という診断の訂正をうながす性質のものではない。この婦人の言葉をここで引用したのは、一見寡黙で無関心にみえる破瓜病型の人びとも時と相手によってはコンタクトを求めているという、きわめて平凡な事実を強調したかったからである。事実彼女はついに、しかし偶然に一人の医師と出会い、衆目の認める今日の活発な生活への手がかりをえた。同じような例はいくつかあげることができようが、今日多くの熱心なこころみがなされている病棟開放の問題もその実践の根底には、患者との間にかなり確実なコンタクトが可能であり、また医師は分裂病者の不完全な病識を支えることができるという経験がひかえているはずである。

それにしても定型的な分裂病者との接触が困難であることには変わりがない。医師の熱意がなみなみならぬものであっても、また十二分の時間を費すことができるにしても、さらには有能な看護者の助力をあおぐことができたにしても、彼らとの生きた接触の回復は決して容易ではない。だがまた、この種の患者とこそ、なんとかしてコンタクトをたもち、彼らの内閉的世界の様態をかいまみ、できればそこで治療のきっかけをつかみたいというのが、われわれ精神科医のおさえがたい願いでもある。われわれがつぎに述べるようにＬＳＤを分裂病者に用いるのも、そのような意図によるのである。

3　ＬＳＤを用いての経験

われわれのＬＳＤを用いての心理療法は、数年来自己体験から初めて神経症者、精神衰弱者、そして分裂病者へと慎重にすすめられてきたものである。そして何人かの患者に対して治療の契機をここからつかむことができたし、また精神病理学的にも興味ある知見をえた。それらについてはすでに藤縄や篠原や西山(13)が報告している。この種の薬剤を用いての治療法については、おそらく理論的にも実践的にも少なからぬ論議が出るところであろうが、今日はコンタクトの考察の資料として、具体的に一症例を述べさせていただくにとどめる。前節の話のつづきとして、ここに破瓜緊張型の一患者を選んだ。

患者[14]は四年前からすでにわれわれの病院に二度入院しており、目下第三回目の入院生活をおくっている二六歳の未婚の婦人であって、われわれの一人由良が中心になって治療している。症状経過は今日までのいずれのシューブにおいてもほぼ同様で、最初は独語空笑、仮面状表情、無関心、家族への衝動的行為などであり、おそらくもっともありふれた患者であろう。ただ彼女は電気療法やインシュリン療法をうけると比較的短時日のうちに好転し、ついで妄想幻聴などの主観症状を詳しく述べるようになるのだが、それもやがては断片的な体験にすぎなくなるもようで、いつものちに頑固な自発性減退、離人体験、倦怠、抑うつ感、漠然たる不安感などを残すのであった。前二回は家人の要請で未治退院したが、一年余の不完全な家庭生活ののちふたたび入院を余儀なくされた。なお主治医との間には、よくあるように、ひかえめな静かな、要求の少ない接触しかひらかれていなかった。

この婦人に最初の入院以来三年を経た時期にLSDをつごう三回にわたって用いたのだが、主治医がこの婦人のどのような状態においてLSDを使用することを決意するにいたったか、またそこに何を期待したかについて、まずふれておかねばならない。地方の素封家の四女として外見上恵まれた生活をおくりながら、その実非常にかたよった生活歴を生きてきたこの婦人は、すでに小学校入学当時から異様な主観体験をもっていたといい、問われればそれらについて詳しく語り、漠然とではあるが現在の状態がそのようなながい歴史の最後の帰結にほかならぬことを理解しているようであった。しかしそれにもかかわらず、彼女の病像はまったく不変であり、終始優雅さに乏しく不活発で対人交渉も少なく、医師に対してもつねに淡々としており、要求するのでもなければ不平をこぼすでもなく、そのため医師と患者との間にはつねに一定のへだたりがたもたれたままであった。そこで主治医はこのままではおそらく症状改変の余地はほとんどといってよいほど少なく、もし何か積極的にはたらきかけるとすれば、それは彼女との間に内閉的な殻を破って新たなコンタクトの地平をひらくしかない、しかも幸いにしてすでに三年間の接触から患者が医師に信頼感をもっていることは疑いないし、たとえ一過的に急性状態を招来しても、今日までの三回のシューブに対する経験から悪化を防ぐ自信はある、さらにまたこの婦人は最初から被害的であると同時に庇護的な幻覚妄想を併存させており、荻野恒一氏の言葉を借りれば「妄想自体の中にすらふたたび共同世界へ復帰しようとする志向性を認める」ことができる等々から、彼女にＬＳＤを用いてはたらきかけてみようということになったわけである。

時間のつごう上簡単に申し上げるが、第一回の治療ではとにかくたいした退行を示さなかった。二六歳の彼女は治療中大約一七歳ごろの自分を再体験するのみで、幼少時の自分にかえったと思ったのはほんのしばらくにすぎなかった。このときめだったのは、ほとんど昏迷様の姿勢をとりながら手さきだけを、何かを求めるような、つかむようなぐあいに動かすことであった。そして医師がその手をつかむと彼女の焦立ちはすぐさまおさまるのだが、今度は自分からにぎられた手をふりほどこうとする。そしてまたふたたび何かを求めるような手のしぐさを始める。なお、このように容易に象徴的と解される動作はＬＳＤ治療中にしばしばみられるものである。

彼女はその直後から急性錯乱状態におちいったのであるが、そこで彼女は誰に向かってともなく「どうにもならない、どうもできない、このままでよい」と激しく言葉をなげつづける。一〇時間の治療を終えて就眠した彼女は、翌日来二、三日は看護婦に対して幼児的なあまえるような素振りをみせたが、まもなくふたたびもとの状態に復してしまう。ただやや目だった変化といえば、いままで事実と思って述べていたことの中には空想があったかもしれないと述べるなど、しだいに記憶を秩序だてるようにみうけられた。また現今の体験についての陳述もいっそう適確になり、たとえば「自分の周囲に、ある幅をもった、風の吹きぬける寒々とした空間が横たわる」などと述べるようになった。また無関心なこの人には珍しく両親への攻撃をあからさまに口に出すようになったことも、変化の一つである。

第二回のＬＳＤの服用は一カ月余ののちに行われた。第一回の経験が相当苦痛にみちたものであったため、その直後には、もう二度といやだとくりかえしいっていた彼女であったが、一〇日ほどすると、もう一度薬をのんでみたいと自分から申し出てきた。そして理由はよくわからないが、自分がどうなっているかということが少しわかってくるように思えるからだ、と陳述している。彼女の申し出以後三週を待って行われた第二回の治療では、第一回と違って彼女は急速に、しかも途方もない退行を経験する。すなわち、二時間後には彼女は母の胎内にいる自分を見いだすのである。しかし、そこは彼女にとって決して居心地のよい場所ではない。彼女には母が食べる食物自体が不潔でならない。そこでついに彼女は母の母、つまり祖母の時代に、さらには平安朝とか奈良朝と感じられる世界に生きている自分を見いだすようになる。そして、それらの世界は彼女にとってまったくの恍惚の世界であったので、以後彼女は少しの苦痛も体験することなく治療を終えた。ここではおそらく極端な退行は治療への抵抗であったのであろう。しかしこの第二回の治療ののちには第一回に比べて明瞭な変化がみられるようになった。つまり全体としてめだって活発になり、時には女性らしささえ示し始めたのであるが、それにもまして、彼女が神経痛様の訴えをきわめて心気的な誇張をまじえて訴えだしたことは周囲を驚かせるにたることであった。というのも、最初の入院来これはかつてないことだったからである。主治医との面接においても緊張がほぐれ、面接の間だけは体の倦怠感がなくなってしまうなどと訴えたりもする。加えて他の患者たちとの間にもぼつぼつ感情転移的なしかたの接触がみえはじめ、患者自身によって患者の姉との関係と指摘されるような、同性患者への両価的態度や、また抑制的だが異性への恋慕などがあらわれてくる。また医師に向かって「人間が恋しい、一人でいるのがつらい」などと切実な口調で語られるようになったのも、このころである。要するに、典型的に内閉的であったこの婦人に、なおひかえめながら、いわば神経症的なニュアンスが出てきた。

第三回の治療は第二回ののち三カ月で行われた。彼女はこのとき初めて服薬前に、不安と期待のいりまじったおちつきなさを体験し、そのため前夜ほとんど眠ることができないほどであったが、しかし服薬後はほとんどたいした障害もなく、二、三歳と感じる幼児の状態に到達した。それは初めてみちたりた自分だったので、そこに彼女はながい時間止ることができた。ところがその楽しさをそばにいる主治医に通信しようとさかんに努力してみるが、口でも体でも表現することができず、しだいに焦立ってくる。それにつれて彼女をとりまく世界は不潔きわまりないものとなり、ついに自分の安住の場所はつねに愛用しているハンカチの花模様以外には見いだせなくなり、ハンカチをしっかりとにぎりしめる。だがやがてそれもだめになり、彼女の表現を借りると「事物は原子に分解し、自分もまったくの無機物の塊」となり、ついにいままで経験したことのない、たとえようもない不安と孤独と苦痛の中で、文字どおりのたうち「殺してくれ」と叫ぶようになる。この状態は二、三時間続いたが、翌朝まず彼女が口にしたことは、母の胸に抱かれてみたいという、これまた彼女がいままで口にしたこともないような母への赤裸々なよびかけであり、同時に昨日のあの楽しい体験の中に母があらわれてこなかったことへの深い失望感であった。そして彼女は昨日の激痛はおそらく四、五歳ごろ九死に一生をえた破傷風のさいの、孤独と苦痛であったに違いないと自ら解釈する。

さて、以後約四カ月を経過しているが、今日の彼女には半年前まであった、あのとりつくしまを与えない控え目さはほとんどといってよいほど消失している。むしろしばしば、彼女は一面において人なつこくさえあり、いつも誰かと同席したがり、自ら対人接触を求め、主治医にも積極的に接近しようとしてくる。その半面、病舎内の対人関係においてはしばしば愛憎の葛藤にほんろうされてしまう。そして「実に楽しい、いままでにないなごやかな世界の中にいるのだが、対人的な困難に出会うことが再三なので、そんなときにはもとの自分に戻ってしまいそうになる」と述べている。事実日によって、時には一日のうちにさえ、接触を強く求めてくるかと思うと、まったく逆に接触を拒む構えをとるといったふうで、いわば彼女は内閉から脱却しようとけんめいになりながらも、内閉をなお捨てきれないでいた。このような状態が彼女にとって以前のまったくの内閉的生活に比して必ずしも楽ではないことは、彼女がしばしば主治医に向かって「どうしたらよいのか」「こんなに他人と接触していてもだいじょうぶなのか」などと、きわめて真剣な調子で問わねばならぬことからも察することができる。したがって治療はまだこれからさまざまの困難に直面しなければならないだろうが、コンタクトという面からみるならば、彼女と他者との間に新しいコンタクトの地平がひらかれてきたことは確実で、一見枯渇したかにみえた彼女の共同世界への志向性がふたたび息をふきかえしつつあるといえよう。もっとも、このようなことがLSDを通じてしかえられないわけではなかろうし、またすべての分裂病者に対して可能なのかどうかもわからないが、少なくともある種の内閉的な患者にはふたたび交通しうる可能性が残されているということを、この具体的な症例報告を通じて、われわれはひかえめに発言したいのである。

なおLSDを用いた治療例を報告したからには、LSDの治療状況内でのコンタクトの様相について詳しく述べるべきであろうが、時間の関係でこれは別の機会にゆずらせていただく。ただ一言、すでにわが国でも平野氏(15)が巧みに治療の中へとりいれている象徴的実現（セシュエー）がLSD治療中には再三かつ容易に有効な手段となりうること、同様に、治療中にかわされる言語的なやりとりもまた、言語の中につねに含まれている非言語的側面が拡大されることによって初めて、有効な交通手段となりえていること、したがってわれわれはLSDの治療状況から非言語的な交通のもつ始源性と重要性について認識を新たにさせられたことを、付言させていただく。なおもう一つ、以上の例の中に示されたような退行現象がいかにして、またなぜ有効な治療契機たりうるのかという困難な問題が残るのであるが、これはかなり抽象的理論的な論議になるので、ここでは省略させていただく。

4　医師－患者関係についての一印象

分裂病者とのコンタクトを論じるには、患者が内閉的で接触を拒むという面をみるだけでは片手おちであって、同時に当然医師の側にある接触阻止的な諸要因もとりあげなければならない。ある治療者[16]は「内閉もまた共犯者なしにはありえない」と述べているほどだが、今日医師の側のこの種の問題は周知のごとく精神分析医によって「逆転移」の問題として重要視されている。たしかにここでは医師個人が、表現のかぎりをこえた患者の深刻な孤独感に対して、また逆に慎しみのない過度の依存や攻撃に対して、いかほど不安なしに対処しうるかが、まず問われるべきであろう。しかし医師の側にあって、患者とのコンタクトに阻止的な役割をはたす二つの、より前提的な要因があるとわれわれは考える。一つは精神科医という職業自体のうちに深く根ざした矛盾である。つまりわれわれは患者に対しては治療者であるが、同時に一般社会に対しては患者を隔離（といわないまでも）、監督するという役割を多少とも課されている。いわば医師の側の両面性とでもいうか、そのためえてして、しかも意識せずに、われわれは患者にとっては（一時的にせよ）敵でさえあるところの社会や家族にくみするという事態にいたりやすいわけで、われわれ自身が全的に治療的態度を持していると思っているときでさえ、因襲的な社会の要請を無言のうちに患者におしつけようとしていることに、しばしば気づくのである。たとえば患者のわがままや非常識な行動をたしなめるに家族や社会が加えたであろうと同じしかたの注意や説諭をもってするという場合や、またもっと根本的なこととしては、治療の最終の目標を社会や家族の望むがごとき人間にしむけることにおく場合である。医師は患者にとって「現実国から送られた大使」であるとよくいわれるが、その「現実」の意味は決して入院前の患者をとりまいていたような乾いた現実ではない。われわれは自分たちが病院外の生活でもっている因襲的な世界のありかたを、どれほど治療の場にもちこまないでおれるか、そして治療の目標を患者の実存可能性の展開におくことができるか、それらは患者との接触をはかろうとするとき最初に自省されるべき点だろうと考える。

医師の側の接触阻止的要因の第二としてあげられるのは、分裂病者の接触の特異性に対する医師の理解のいかんである。それはほかでもなく、少なからざる分裂病者がとくにその初期においてはコンタクトを求めつつかつ「同時に」コンタクトを拒む（あるいはためらう）という二重性、両面性への認識である。なぜなら、もし彼らが時に示す接触希求の面にのみ目を奪われ、一方の「同時に併存する」接触拒否的な面を忘れるならば医師は分裂病者を健常者となんら変わりのない者とみなすことになり、彼らの接触希求に対してきわめて日常的なしかたで、つまり自分の家族や友人に対すると同じしかたで応えることになる。だが、たとえ慈善的な献身というかたちをとるにせよ、対等の友人というかたちで交流するにせよ、いずれの場合にも患者を傷つける危険性が多分にふくまれている。なぜなら献身は患者の医師（を初めとする他者）を支配せんとする、かくされた未熟な、非本来的な対人要求を満足させることによって、患者の自立性責任性の回復を妨げることになりかねないし、他方後者の友人的交流も、患者が半ば閉ざそうとしている心の扉を不遠慮におしあけるような行為を、はからずもしかねないからである。患者を人間としてみるということは、彼らを健常者として扱うということと同義ではないはずである。医師が彼らを「分裂病」という無類の重苦をせおった「人間」としてみることを忘れたとき、つまり具体的には彼らが接触を求めつつかつ拒むという、その矛盾をみないとき、治療的接触は医師の非常な献身にもかかわらず不毛に終わることを、われわれは痛感している。なおここにふれた分裂病の両面性、二重性の問題について（わが国でも最近小川氏の論文がある）われわれはそれを存在様式や基本障害としてではなく、コンタクトのもっとも特異な様式として論じたいと思うが、これも別の機会にゆずらせていただく。

以上のむすびとしては、結局分裂病者は一見コンタクトを求めつつあるようにみえ、医師に早発感情をおぼえさせないようにみえる場合にさえ、決して容易には通じあえない、その点ではなんといってても神経症者一般とは一線を画されている、という周知にして自明の知見にたちもどる。われわれは心理療法的なこころみを若干行なってみることによって、そのようなこころみを企てる以前にましていっそう、分裂病者との接触の困難さ、神経症者のそれとの懸隔に驚かされている。いうならば分裂病者の「業の深さ」とでも表現したくなるような、つまりその前では安易な感傷や献身はのみこまれてしまうような深淵が横たわっていること、そして分裂病者の治癒という場合にも、われわれが漠然と他の疾患になぞらえて考えているような性質の治癒を望むべきではないということを考えさせられる。

しかしまた半面、いかにも内閉的にみえる患者の中にも、たとえ短い持続にせよ、一見枯渇したかにみえる接触希求的志向が復活してくるということも、また事実である。このようなコンタクトがいかにして分裂病者を変化させていくのかについては、十分答える資格がないが、ただわれわれに申せるのは、精神科医にとって第一の仕事が一見健常にみえるものの中に鋭く病的なものを見いだすこと、すなわちいわゆる感情診断、洞察診断の力の涵養であるならば、第二の仕事は、一見病的にみえるものの中にも同じく鋭く健常な志向性をみてとることではないか、ということである。後者もまた第一のそれと同様、感情による、洞察による仕事であり、洗練され深められるべき性質のものであろうと考える。

文献

(1) 宮本忠雄「実体的意識性について」精神経誌、六一巻、一三一六―三九頁、一九五九年。「妄想の人間学的対人関係論」精神医学、三巻、二九―三九頁、一九六一年。
(2) 荻野恒一「心理療法における治療者・患者関係」精神分析研究、七巻六号、三六―三八頁、一九六一年。「妄想研究の諸立場」精神医学、三巻、三一―一三頁、一九六一年。
(3) 小川信男「分裂病心性の研究」精神経誌、六三巻、六二一―九一頁、一九六一年。
(4) M・ボス『精神分析と現存在分析論』みすず書房、一九六二年。
(5) 遠坂治夫「Reserpin による精神分裂病者の接触回復の様相に関する研究」精神経誌、六二巻、九八二―九九二頁。一九六〇年。
(6) 井村恒郎「いわゆる境界例について」日大医、七巻、一〇八五―一〇八七頁。一九五六年。
(7) 武田専『境界線症例』(自費出版)、一九五八年。「所謂境界線症例の一例」精神分析研究、六巻二号、四〇―四八頁、一九五九年。
(8) 鹿野達男「妄想形成に於ける超自我の役割について」精神分析研究、七巻、五〇―五五頁、一九六〇年。
(9) Hoch: *Psychiatr. Quart.* 23, 248, 1949.
(10) Ey, H.: *Manuel de psychatrie*, 1961.
(11) 笠原嘉「心因要素の著名な精神分裂病への精神療法」精神経誌、六一巻、一―一〇頁、一九五九年。
(12) Fromm-Reichmann, F.: Principles of intensive psychotherapy, 1953; *Psychiatry* 21: 1, 1958.
(13) 加藤清・藤縄昭・篠原大典「LSD－25による精神障害」精神医学、一巻、一六七―一七八頁、一九五九年。加藤清・笠原嘉・藤縄昭・篠原大典「薬物精神療法に関する研究(その一)」精神分析研究、七巻三号、五二―五九頁、一九六〇年。加藤清・西山昭夫「薬物精神療法の研究(その二)」精神分析研究、(抄)、七巻四号、一〇頁、一九六〇年。
(14) 村上仁・由良了三「分裂病の精神症状をいかに理解すべきか」綜合臨床、一〇巻、一〇六四—一〇七〇頁、一九六一年。
(15) 平野恵「分裂病者の精神療法に関する考察」北野病院紀要、四巻、三一七—三三一頁、一九五九年。
(16) Racamier, P. C.: *Psychothérapie psychoanalytique de psychoses*, 1956.

分裂病の了解学はどこまで進んだか（一九八三）

1　了解という作業の意義

1　分裂病治療におけるその基礎性

分裂病患者に面接するとき「了解」という作業がわれわれ精神科医にとってもつ基礎性については、多言を要しないだろう。どのような分裂病「観」をもとうと、またどのような治療法にウェイトをおこうと、分裂病患者の心理ないしは世界に了解的に踏みこもうとする姿勢を基礎におくことなしに、われわれは精神科医としての仕事を開始できないだろう。もちろんわれわれも精神（病理）現象を脳ないし生物次元から「説明」するための見識を絶対に不可欠とするものだが、しかし、そこにのみ止まるとすれば、神経科医ではあっても精神科医ではないだろう。同じように社会学者ではあっても精神科医ではないということもありえよう。いいかえれば了解力の洗練こそ、精神科医が精神科医たるためのアイデンティティ、と考えてよいのではないか。

2　分裂病患者の心理についての了解学の近年の進歩を支えた好条件

以下に述べるごとく、筆者は分裂病患者の心理についての了解学には近年一定の進歩がみられたと信じるのであるが、本題に入る前にそのような進歩を可能にしたいくつかの好条件について一考しておく必要があると思う。

好条件の第一には何よりもまず、薬物療法をわれわれが自家薬籠中にしたことを挙げるべきだろう。薬物は、患者の不安のみならず、医療者の側の不必要な不安をも消去することによって、両者の心理的距離をちぢめ、言語的・非言語的交流を容易にし、より深い了解のための舞台を用意した。

薬物の影響のみでない。理由は今一つ不明だが、事実として近年の分裂病の病像の形態変遷があり、いわゆる「軽症化」が生じたことも、分裂病患者の生きている世界を知ろうとするわれわれの側の関心を刺戟するに足る一因となったと思われる。

また、そのほか少し次元がことなるが、昭和三〇年代以降の世界的な人権思想の高揚という社会の動きも、彼らの心理やその住む世界を了解的に把えようとするわれわれの努力にとってプラスに働いただろう。さらにまた、若い精神科医の増加という事実の影響も見逃されるべきでないように筆者には思える。患者の内面へと関心を向けるには、精神科医自身にそれなりの持ち時間とエネルギーと関心の持続を不可欠とすると思うからである。最後にまた、ここ十数年の社会復帰療法の種々の経験が（必ずしもつねにバラ色ではなかったにしても）分裂病の了解学のためにかつてない多量の知識をもたらしたことにも注目をうながしたい。

3　ヤスパースの「了解」概念を超克しようとする努力の軌跡

精神医学のする「了解」についてもっとも入念な考察をこころみたのは、今日からみてもやはりドイツのK・ヤスパースで、その仕事は一九一〇年代である。近年ドイツ医学が世界への影響力を全般的に失ったのと軌を一にして、わが国でも彼の名が話題にされることは稀になったが、了解について語ろうとするとき、やはり彼を抜きにすることはできない。ただ彼が精神科医のなすべき了解について与えた範囲はいかにも狭く、実地的臨床的にはかならずしも有用でなかったから、以後彼の狭い概念を拡張すべく幾多の努力がなされなければならなかった。その軌跡上には一九二〇年代にはじまるミンコフスキーやビンスワンガーの現象学的人間学的精神病理学から、ごく最近のレインらのいわゆる反精神医学的社会因論まで種々の動きが並ぶ。それらは、考え方は相当にことなっても、一言でいえば、ヤスパースの意味では了解不能な現象を、何らかの仕方で了解の文脈内にとり入れようとする努力、という点で共通項を見出すことができるだろう。

4　了解概念についての若干の整理

分裂病患者に対するときに精神科医がどのような了解的態度をとっているか。これについて、大まかに了解推進派と了解慎重派を分けることができる。前者は、病人の心の中に大胆に一気に入っていく人々である。もちろんその中にも、正常心理・常識心理の延長上で容易に了解してしまう、やや素

表1　了解概念についての整理

I．意識心理学的了解	
⑴ 常識心理学的了解	
⑵ 記述現象学的了解（ヤスパース，シュナイダー）	
II．解釈学的了解	
⑴ 深層心理学的了解（フロイト，ユング）	
⑵ 人間学的現象学的了解	
(イ) 実存的了解（ミンコフスキー，ツット，クーレンカンプ）	
(ロ) 先験的超越論的了解（ビンスワンガー，ブランケンブルグ，木村）	

人心理学的な場合から、他方、入念な仮説をふんだんに織りこみながら了解の輪をひろげていく、もっとソフィスティケートした場合まで幅があるが、共通しているのは、人間は人間である以上、たとえ病的になっても了解できて当然、というある種の楽観を前提とする点であろう。これに対する了解慎重派は逆に、「どこまで了解できるか、かのような、過剰な了解におちいっていないか、そもそも人間が人間を了解できるということは、どういう事態にもとづいて可能か、よりよい了解が治療的であるとする論拠は何か」等々を問いながら進む人々で、かつてのドイツの記述現象学的了解や近年の現象学的人間学的了解は大体この了解慎重派に属する人々のする了解だろう。これに対し深層心理学的了解は概して前者の了解推進派に属するといえる。

以上の了解の諸層を表にしてひとまずまとめておこう（表1）。なお、どの了解がより高度で、より有用というランクづけはここにはない。時と場合によって、臨床家はこのすべての了解の次元を使い分けているはずである。たとえば、きわめて素人心理学的な了解がもっとも有用な「時と場合」があるし、逆に精神科医自身はそうと自覚せずに意外に超越論的了解を行っている場合もある。

2　近年の分裂病病像の形態変遷と、それが精神病理学に及ぼした影響

近年の了解学の進歩を支えた上述の好条件のうち、ここではとくに「病像の形態変遷」に焦点をもう少しあててみたい。病像の形態変遷が精神病理学的トピックスを決定するのに少なからぬ影響を与えていると思われるからである。

1　緊張病型の激減、非定型精神病の減少傾向。それによってもたらされた分裂病の「妄想型」と「破瓜型」への二極化

緊張病型の激減は衆目のみとめるところであろう。これに比すると、非定型精神病（レオンハルト、満田）がここ一〇年減少傾向にあるという印象は、まだ諸家によって確認されていない。しかし精神運動症状の激しい病像がもはや今日の分裂病病像の中心でなくなっていることは、まちがいないことだろう。緊張病はいまや破瓜型の中に合併吸収されたとみるか、それとも、サリヴァンのカタトニア概念が端的に示すように、緊張病型はすべての分裂病の最初期のごく短い時間帯におしこめられたとするか。ともかく分裂病は「妄想型」と「破瓜型」の二極をとることになった。前者がより高年齢の、後者がより若年齢の発症という原則は今日も通用しようが、しかし必ずしも年齢に関係せず、早発の妄想型、三〇歳代初発の破瓜型も今日少なくないのでないか。

2　軽症型もしくは類縁の似而非なる状態の増加。それによって生じた真性分裂病の範囲の縮小化（純化）傾向

境界例研究がさかんになったことがまず第一にあげられよう。ＤＳＭ－Ⅲは境界例を性格障害とし、分裂病に入れていない。これには異論のむきもあろうが、私には少なくともmicropsychosis（ホック）[6][9]の記述だけでも米国の境界例研究からわれわれの得るところは大きかったと思われる。つまり、数時間から二、三日の分裂病（様）の精神病状態が一過し去り、決して慢性的な人格欠陥へいたらないということの確認は、分裂病の範囲を狭く縮小することを促す一契機となったと思われるからである。

境界例の精神病理学は日本でも、とりわけ若い研究者によって近年好んでとりあげられているが[30]、米国人のいう境界例のほか、自己臭妄想、自己視線妄想などのいわゆる対人恐怖の重症型ないしは、思春期妄想症という日本型の境界例についての臨床記述[7][23][31]、さらにいわゆるスチューデント・アパシーなど非分裂病性無気力状態の臨床記述[10]、これらによって分裂病の外周にかなり詳しい地図がえがかれた。そのことが分裂病の範囲の縮小化（あるいは純化）傾向を助長したとみることができる。もっともこの縮小傾向は、分裂病という名称のもつ蔑視的な面を避けようとする人権重視的な次元の動きによって支えられていることも見逃すべきでないだろう。

3　いわゆる欠陥状態の可変性可塑性の増大。そこから生じた単線的宿命的予後観の修正

分裂病の長期予後研究がスイス、ドイツ、アメリカであたかも時を同じゅうして発表されはじめ、そのいずれもがこれまで教科書的に考えられてきたよりバライアティのある経過を分裂病がとること

を示した。日本には残念ながら湯浅修一[34][35]らのグループの研究をのぞいて未だない。しかし、次のような臨床知見は日本の精神科医の中のかなりの人々によって支持されているのではないだろうか。急性期消退後の疲へい状態、あるいはpostpsychotic depressionと米国人のよぶ一見欠陥状態的な抑うつ無為状態が意外に回復可能性をもっていること[11][26]（ただし一年とか二年という日月を要することも少なくない）。初発者の第一回目、第二回目くらいのシュープは意外に消退しやすいという最近の臨床経験[33]。病識のある分裂病患者[32]が少なからずあり（病識という言葉の定義はしばらく措くとして）、外来（治療可能な）分裂病[11]の増加がみられること等。

以上のような形態変遷ないし経過変遷が分裂病についての単線的宿命的予後観の修正をわれわれに促したのは当然である。「分裂病の過程はどのような段階でも停止する」（ブロイラー）のだろうか。

3　分裂病の精神病理学の近年の特色とその治療学への貢献可能性について

1　「妄想型」から「破瓜型」への関心の移動

先に分裂病が妄想型と破瓜型の二極化現象をおこしたことに触れたが、近年の精神病理学の特色の第一にかかげるべきは、「妄想幻覚」状態についての精神病理学から「破瓜」病状態へのそれへと重点を移動したことであろう。妄想型分裂病についてはおよそ精神病理学に関心をもつ者なら一度は論じているほどである。しかし破瓜病ないしは寡症状分裂病の内面についてはは近年のブランケンブルク[2]、木村[16][17]、村上（靖）[23][24]、小出[19]らをまっていわば正式に俎上にのせられたといってよいのではないか。もちろんその先達としてウィルシュ[4]あり、ビンスワンガーありサリヴァンがいるのではあるが、この傾向は、いいかえれば、陽性症状主導型のみならず陰性症状主導型にまで関心がうつったことを示す。その際注意を要するのは、後者を陽性症状の欠如態とみるのでなく、むしろ陰性症状こそ分裂病の精神病理学を究明するのに、より根幹的な状態とみる「発想の転換」のあったことである。

寡症状型の病像への関心は何も上述のドイツ系の精神病理学者だけのものでない。精神分析家レイン[21]、ガントリップ[5]、カーンバーグ[15]、マスターソン[22]、ベルジュレット[1][28]、コフート[18]らの分裂質論、境界例論も同じく、陰性症状主導型への関心とごく近いところで展開されている。わが国の自己臭妄想論、アパシー症候論またしかり。

世界に共時性をもって生じたこの動きは、今までにない仕方で治療に貢献する。なぜなら言表の少ない破瓜型もしくはその類縁状態へも、われわれは了解のリーチを伸ばす可能性をもったからである。もっとも今のところまだわれわれのこの方面への了解力は十分でないが、ただ、ものいわぬ破瓜病患者を了解的にみる可能性を少し与えられ出している、というたしかな感触がある。

2 「自己と他者」の精神病理学

破瓜型ないしは寡症状型、さらには非分裂病性類縁状態への重心移動から生じた精神病理学的課題の第一は、新しい「自己」論「他者」論の発展であろうと思う。妄想型分裂病やパラノイアが中心であった時代の精神病理学も、もちろん熱心に自己とか他者とかを論じたのだが、それはすでに出来上った「自己」と出来上った「他者」との間の関係の「バランス喪失」についての話題が中心であった

(「信頼の喪失」「立場の喪失」「他者による圧倒と侵害」「われわれ性の不成立」といったふうに)。しかし破瓜型論から出てくる問題点は「自己が自己になる」まさにそのところ、あるいは自と他が分化したばかりの、いってみれば発生機状態である。このあたりを論じうるのに、一方にフッサールやメルロー＝ポンティの超越論的先験的了解学が、他方に前エディプス期を論じる現代精神分析学が不可欠であったと筆者は思う。わが国では木村敏[16][17]、村上(靖)[23][24]、小出らの現象学[19][20]、分割(スプリッティング)機制に注目する精神分析学者[15][18]ならびにわれわれの言及[14]がそれである。

3　分裂病患者の「人生経路」

分裂病の形態変遷、薬物治療導入以後の医師－患者関係の変化、社会復帰活動がわれわれにもたらした分裂病患者の新しいプロフィール、家族研究という形での分裂病患者の周囲の人々への関心の増大等々から、われわれは分裂病の横断像のみならず縦断像にも、精神病理学の解析を(コンラートや村上仁の研究にもまして)よりつよく加えることをうながされるようになった。一方には上述の湯浅ら[34][35]の精神病理学的長期フォローアップ研究があり、他方には中井久夫の二、三のケースについての短期[26][27]的だが、そのかわりにミクロ的な治療経過報告がある。中井のいう臨界期を境にして分裂病患者の経過がうごくという点について、何人かの臨床家が賛意を表している。また数は少ないが、長期の精神療法ケースについての報告もこの人生経路研究の一端に加えてよいだろう。人間学的概念を用いてする木村や笠原のアンテ・フェストゥム論、出立論も人生経路的分裂病論とみられてよい面をふくむ。分裂病の晩年軽快、晩年寛解(ブロイラー等)のケースについての追試的報告も、数は少なくとも人生経路についての精神病理学として意味をもつだろう[13]。

4　その他

破瓜型に振り子が振ったという傾向はみのがせないが、そうはいっても妄想型について全く論述が新しくなされなかったわけでは決してない。宮本の言語論的妄想論[25]、日本文化に特有の妄想を論じた論文、内沼のパラノイア復権論[36]とでもいうべきユニークな妄想論、小出の妄想主導型と幻聴主導型を比較した人間学的論稿[20]があったことを附記する要があろう。これらについては筆者らの妄想全般についての総説を参照ねがいたい[12]。

4　より十分な了解学のために——むすびにかえて

1　生物学的な（あるいは社会学的な）「説明」を内にとりこんでの、より広義の「了解」を

「了解」を「説明」と対立的に考えたのがヤスパースであることは周知のとおりであるが、実際の臨床では、われわれは病人の年齢、性、脳機能、身体機能、薬物の作用機序、随伴症状、さらには家庭状況、経済条件等々多くの「説明」的事項を含みこみながら、病人を「了解」している。このことを早く指摘した安永浩[37]の言葉を引用すれば「了解と説明は非常に密接であり、両者が共存しないということはありえない。方法間の秩序としては了解のほうがより包括的で、すべてを包むプロセスであり、説明はそこから分離した一特殊部分」である。筆者もかねてからほぼ同じように考えている。図

1は「了解」と「説明」の、以上のような関係を図示しようとする試みである。右は了解がすぐ行きづまるとするヤスパース的潔癖を示し、左図は「説明」的事項が多くなればなるほど、それを包みこんで「了解」もそれだけ浸透的でありうること、したがって分裂病についての生物学的知見や社会精神医学的知見を了解学は（無視するどころか）むしろ渇望しているということ、それらをこの図1で示したつもりである。

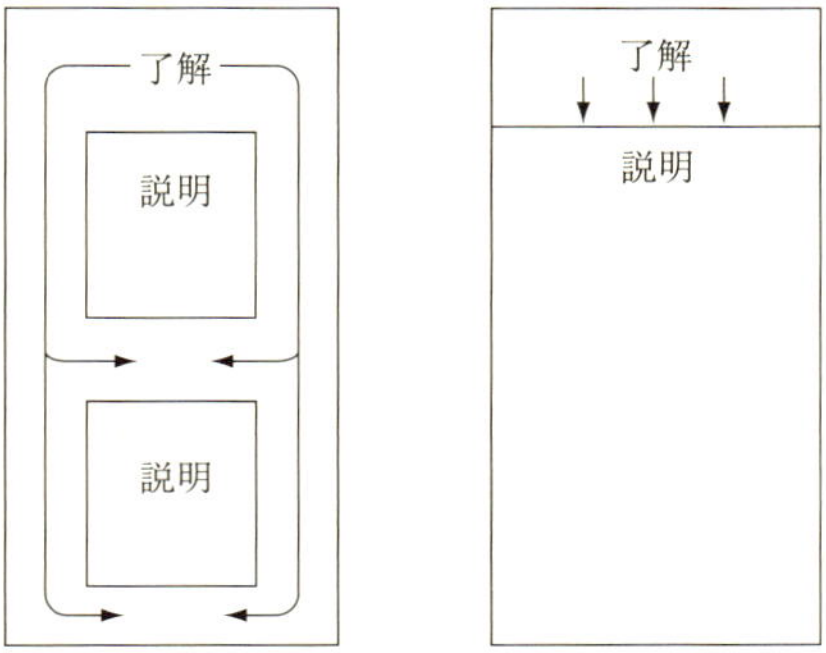

図1　生物学的研究（説明）と心理学的研究（了解）の協同について

2　精神分析的了解と現象学的了解の統合。「分裂病の精神療法」の再活性化のために

先に了解概念をひとまず整理するために表1をかかげたとき、解釈学的了解を(イ)深層心理学的了解と(ロ)現象学的人間学的了解の二つに分けた。この二つは同じく「解釈」なのであるが、次の点でことなる。前者は生活史上の過去（大ていは乳幼児期）のある時点に原因をもとめ、そこから現在を解釈する。いってみれば、それは時間的「以前」にたよる解釈である。これに対し現象学のいう解釈は病人の意識的経験を、それに先立って可能にしている先験的次元の構造をあらわすことによって、そこから今一度意識レベルの出来事を了解しようとするのであって、一言でいえば

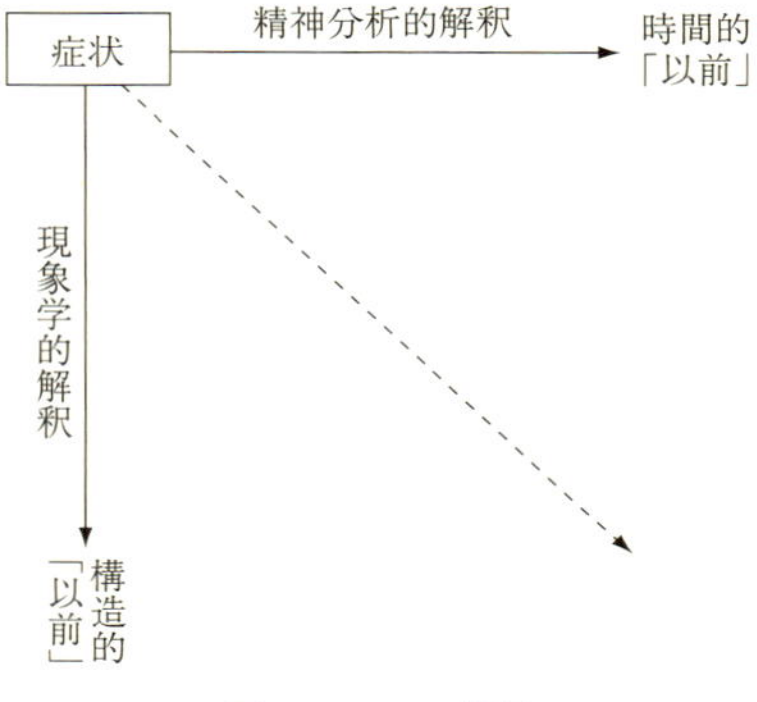

図２　二つの解釈

こちらは構造的「以前」を求めての解釈である。この点を図示したのが図２である。

しかしながら、現実の臨床においてはこの二つの関係は意外に密接である。たとえばフロイトの口唇期心性にしても、ユングの元型にしても、あるいはラカンの鏡像段階にしても時間的「以前」のことをいっているようであって、その実同時に構造的「以前」を示すという性格をもつ。逆に木村敏の「自己の自己化」とか自己と他者の「間」とか「個別化の原理」も、本来は構造的「以前」のことを言っているのであるが、時間的「以前」であるところの幼少児期から青年期へかけての生活史上の歪曲を少なくとも暗示しており、またまったくそれを無視しては精神医学の臨床に使用できないようにみえる。

というわけで、より望ましい解釈学は（分裂病に限ったことではなく、性格障害や神経症もふくめての精神病理学にとっては）右図の斜の点線の方向にあるのではないかと思う。もしそうなら、そのような視点をふまえての新しい分裂病精神療法論[3]が再活性化できないか。一九五〇年代六〇年代に行われていた分裂病の精神療法は時間的「以前」を求める方向のもの（サリヴァンやフロム－ライヒマン）と構造的「以前」を求めるそれとに分裂していた。前者の方向の精神療法はいまや境界例研究者の精神療法という形に、姿をかえてしまったようにみえる。（なお境界例の精神療法のよい解説として少し古いがシャピーロ[29]のものを私はあげたい。）したがって、あらたに分裂病のための、しかも破瓜病型へと照準する精神療法が欲しいと思う。その際、上述した新しい「自己と他者」の心理学、つまり自己と他者の析出未然の「自己」について考えをめぐらした心理学も一定の役割を果たすのではなかろうか。

3　分裂病特有の「人格欠陥」は、「人生経路」の研究を母体にして

しかし上述の解釈論をもってしても、分裂病に独特の人格欠陥あるいはポテンシャル低下を了解の文脈にもちきたらせるという見通しはまだない。おそらくそこには何らかの生物心理学的な、たとえばジャネ、エイ、村上仁らのいう心的緊張と心的水準の高低という別系列の考え方を組みこんでこなければならないのでないか。それは一種の精神医学的身体論に通じるかもしれない。それは単なる神経学的「説明」ではなく、その「説明」は容易に「了解」という包括的プロセスによって包みこまれるたぐいの「説明」でなければならない。ともあれ、破瓜型についての精神病理学の次のステップは、分裂病に独特の（痴呆とことなる）人格欠陥、ポテンシャル低下について語ることがどこまでできるかにあるように、筆者には思える。

文　献

（1）Bergeret, J.: Les états limites. Encycl. Med. Chir. Psychiatrie. 37395 A 10: 1–12 (1970).
（2）Blankenburg, W.『自明性の喪失』（木村敏ほか訳）、みすず書房、一九七九年。

(3) Blankenburg, W.: Die Psychotherapie Schizophrener als Ort psychoanalytischer-daseinsanalytischer Konvergenz. Nervenarzt, 54, 144-149, 1983.
(4) 藤縄昭「単純型分裂病の概念をめぐって」藤縄昭編『分裂病の精神病理10』東京大学出版会、一九八一年。
(5) Guntrip: Psychoanalytic theory, therapy and the self.（『対象関係論の展開』小此木啓吾ほか訳、誠信書房、一九八一年）
(6) Hoch, P. H. et al.: Pseudoneurotic forms of schizophrenia. Psychiatric Quartery, 20, 248-276, 1949.
(7) 笠原嘉、藤縄昭、松本雅彦、関口英昭『正視恐怖・視線恐怖』医学書院、一九七二年。
(8) 笠原嘉、吉本千鶴子「二つの症例報告」横井晋ら編『精神分裂病』二四八―二九七頁、医学書院、一九七五年。（本書八七―一一九頁）
(9) 笠原嘉、加藤雄一「分裂病と神経症の境界例について」宮本忠雄編『分裂病の精神病理2』東京大学出版会、一九七四年。
(10) 笠原嘉、成田善弘「Apathy syndromeをめぐって」精神医学、二一巻、五八五―五九一頁、一九七九年。
(11) 笠原嘉、金子壽子「外来分裂病（仮称）について」藤縄昭編『分裂病の精神病理10』東京大学出版会、一九八一年。（本書六三―八五頁）
(12) 笠原嘉、藤縄昭「妄想」『現代精神医学大系３Ａ　精神症状学1』中山書店、一九八一年。『妄想論』みすず書房、二〇一〇年に再録。
(13) 笠原嘉、柴山漠人、仲野達之助、江口玲子、後藤聡「内因性精神病と老年期」第二一回医学会総会（大阪）シンポジウム「老年期の精神衛生」発表、一九八一年。
(14) 笠原嘉「精神医学における境界例の概念をめぐって――分割（スプリッティング）についての一考察」精神分析研究、二七巻、一―五頁、一九八三年。
(15) Kernberg, O.: *Borderline conditions and pathological narcissism.* Aronson, New York, 1975.
(16) 木村敏『分裂病の現象学』弘文堂、一九七五年。
(17) 木村敏『自己・あいだ・時間』弘文堂、一九八一年。
(18) Kohut, H.: *The Analysis of the self:* International Univ. Press. New York, 1971.

(19) 小出浩之「破瓜病の精神病理（その1）」臨床精神病理、二巻、一七三―一八四頁、一九八一年。
(20) 小出浩之「妄想指向型分裂病と幻覚指向型分裂病」安永浩編『分裂病の精神病理6』東京大学出版会、一九七七年。
(21) Laing, R. D.『ひき裂かれた自己』（阪本健二ほか訳）、みすず書房、一九七一年。
(22) Masterson, J.『青年期の境界例の治療』（成田善弘ほか訳）、金剛出版、一九七九年。
(23) 村上靖彦「自己と他者の病理学――思春期妄想症と分裂病」湯浅修一編『分裂病の精神病理7』東京大学出版会、一九七八年。
(24) 村上靖彦「「分裂病」症状を呈する境界例について」吉松和哉編『分裂病の精神病理11』東京大学出版会、一九八一年。
(25) 宮本忠雄『妄想研究とその周辺』弘文堂、一九八二年。
(26) 中井久夫「精神分裂病状態からの寛解過程」宮本忠雄編『分裂病の精神病理2』東京大学出版会、一九七四年。『統合失調症2』みすず書房、二〇一〇年に再録。
(27) 中井久夫「世に棲む患者」川久保芳彦編『分裂病の精神病理9』東京大学出版会、一九八〇年。
(28) 酒井克允、大磯英雄「J. Bergeret の境界例論」臨床精神病理四巻、八七―一〇二頁、一九八三年。
(29) Shapiro, E. R.: The psychodynamics and developmental psychology of the borderline patient. A review of literature. *Am. J. Psychiat.*, 135: 1305-1315, 1978.
(30) 鈴木茂「境界例における多義性と表面性の意義」吉松和哉編『分裂病の精神病理11』東京大学出版会、一九八二年。
(31) 高橋俊彦「青年期に発する恋愛妄想について」中井久夫編『分裂病の精神病理8』東京大学出版会、一九七九年。
(32) 高橋俊彦「「自分が異常である」と訴える分裂病について」吉松和哉編『分裂病の精神病理11』東京大学出版会、一九八二年。
(33) 殿村忠彦ほか「分裂病の初回入院治療の成績と経過との関係について」精神医学、二三巻、七七七―七八五頁、一九八一年。

(34) 湯浅修一「分裂病の長期経過について」荻野恒一編『分裂病の精神病理4』東京大学出版会、一九七六年。
(35) 湯浅修一「私の分裂病治療論と治癒の概念——その虚像と実像のずれについて」臨床精神病理、四巻、三七—四八頁、一九八三年。
(36) 内沼幸雄『対人恐怖の人間学』弘文堂、一九七七年。
(37) 安永浩「精神医学の方法論」『現代精神医学大系1C　精神医学総論』三—四七頁、中山書店、一九八〇年。

クリニックで診るこのごろの軽症統合失調症（二〇一〇）

まえおき

今日の私の話にとくにノイエス（新しいことがら）はありません。外来で私が現に診察している軽症統合失調症の患者さんの大まかなスケッチをして、クリニックをなさる皆様のご経験と照合していただこう、というだけのことです。そして、できれば精神科医であられる以上一人でも多くの統合失調症の人を診ていただきたい。そういうお願いです。

結論を先取りすると、かつて精神科医たちが予測したより早いスピードでこの病気の軽症化が起こっています。たとえば精神科病院では今日この病気で入院しても二、三カ月で退院していく人が少なくありません。他方、入院しないで地域で生きている患者さんも少なからずいます。そうなると、いきおい統合失調症を外来で診なければならない率が高くなります。最終的には地域でカバーするという考え方が公衆衛生学的ないし行政的精神医学にはあるとしても、病院と地域を結ぶ線上に今日たくさん精神科クリニックができていることを考えると、それを生かさない手はありません。とくに日本では健保制度があるから、クリニックは定点観測的に長く同じ医師や看護師が診療に当たるという利点を生かせます。実際クリニックの最大の特徴は〝長く診る〟ことにあります。長く診ればいろいろの統合失調症者に出会います。急性期を終えたあとの彼らは実にいろいろの顔を持ちます。このことは、この病気が単純に直線的に悪化する病気ではないこと、同時に病気と戦いながら自分の人生を歩む人間の部分（?）が意外にタフに残っていることを物語っています。

ただ統合失調症のことは精神科医でないとわかりません。それもこの病気と付き合うことを（好きだとは言わないにしても）いやがらない人でないと主治医になれません。うつ病のことは心療内科医でもわかるし、認知症なら神経内科の先生もよくご存じで、私などよりお上手な先生が現にいらっしゃいます。しかし統合失調症となると、精神科病院の経験が何年かあってその対人態度・生活態度をごらんになった医師でないとやりにくいでしょう。

私はかれこれ五〇年この病気の人と付き合っていますが、なぜこれほど軽症化したのか、その理由はよくわかりません。もちろん第一に薬物療法の進歩があります。そのほか医療者の増加があり精神保健思想の普及があります。しかし、どうもそれらだけでないのではないか。ひょっとしたら、時代というもののもつ不思議な、私どもにはよくわからない力がこの病像変遷に関与しているのではないか。経済情勢とか都市化とか一億中流化とかグローバリゼーションとか、あるいはそれを超えたものも関与するのかもしれません。非科学的かもしれませんが、そんなことさえ考えます。統合失調症

（統合失調症だけではありませんが）は、外来で診ているだけでもいろいろのことをわれわれに考えさせてくれます。

1　外来統合失調症について

今日外来へ来る統合失調症患者は大まかに分けて二種類あります。一つはすでに長い経過があって精神科病院にも何度か入院経験があるが、たまたま今外来通院を許される状態にある、あるいは精神科病院の治療努力によって退院でき、デイケアへの通所のために外来へ通院している人。もう一つはまだ発病間もないか、今までのところ入院を必要としないでいる軽症の人。さらには、発病以来すでにずいぶんの日時が経っているのに、どういうわけか外来通院だけですんでいる、いってみれば幸運な人たちも含まれます。

後者の、入院しないで外来ですんでいる統合失調症が意外に多いという印象をもったのは一九六五年ごろだったと思います。一九八〇年には「外来分裂病（仮称）について」という小論文[1]を書いています（本書六二—八五頁）。この論文に対して「そんな当たり前のことに、わざわざ名前を付けるまでもない」という批判的なご意見もありましたが、私は薬物療法を受けた結果軽症になったのではなく、二〇歳代の発病当初から軽症でありつづけ、重症神経症とほぼ同様に扱える人が一定数いることに外来医の注目をうながすにはやはり名前を付けておくほうがよい、と信じた次第です。彼らは原則自分から定期的に通院します。そして幻覚や妄想など病的体験の記述も正確です。服薬のコンプライアンスも悪くない。だから「病識がない」とは言いにくい。「病識は不安定」くらいの表現が妥当ではないか、そう当時申したことを思い出します。それだけに自殺の危険も大きいのですが。

それから三〇年後の今日、私の診る外来患者二〇〇名中統合失調症は二〇パーセント、約四〇名で、このうち半数が外来統合失調症です。古い付き合いの人は六〇歳を超えました。しかし大半は二〇〜三〇歳代の人で、どちらかというと女性が多いようです。

精神科病院でときに保護室を必要とするような重症の人を相手にし、いつも精神保健福祉法を忘れるわけにはいかない先生たちには申し訳ないのですが、私はかなり昔からこういう軽症の人に関心を持ってきました。一つには比較的若く教授職についたため病棟医としては機能できなくなり、いきおい外来で扱える、より軽症の病態に臨床の関心をシフトしたという事情がありました。が、より根本的には最初から恩師の村上仁先生から、一九五五年でしたが、分裂病の発病にかかわる心因面の研究、ないしは精神療法の研究を命じられたことに端を発します。当時は今日の意味での薬物療法はまだありませんでした。村上先生は第二次大戦後大量に入ってきた米国の文献を読んで、分裂病にも神経症同様に精神療法の可能性がある、と考えるグループが世界にはあることを知られたようです。先生自身、早くから分裂病と神経症の中間状態に関心をお持ちでしたから（ＤＳＭ－Ⅲに現れる境界型人格障害ではなくそれに先立つ境界型分裂病の研究です）、そこから心因性のケースへの関心、そして精神療法への距離はそれほど大きくなかったのだと思われます。今から思うと、私は大変なテーマをもらったのですが、当時は右も左もわかりません。仰せに従って外国の文献にあたったところ、意外にたくさんの論文があることに驚きました。その著者たちに女性看護師、女性ケースワーカー、そして女医と、女性が多かったのは印象的でした。

「最初に教育を受けた人の影響はいつまでも残る」と言われます。私も村上先生からもらった「統合失調症」と「精神療法」という二大テーマは今日までずっと一貫して自分のうちにあります。今でもこの病気の新患が外来に来ると「よく来た」と声をかけたい気持ちになります。「精神療法」の研究は、開業医の今の私の場合、健保下で行われる日本の外来に合致した平等主義的な「小精神療法」の模索という形で続いています。精神分析や森田療法や認知行動療法といった大精神療法のエッセンスを換骨奪胎的に取り込んで、一人一五分くらいの間に、だれでもどこでも使える療法にすることを狙っています。すでにある程度完成しているのは定型的なうつ状態の小精神療法(2)ですが、もちろん統合失調症のそれも狙っています。ただこの病気はうつ病に比して十人十色なので定式化が難しいのです。それよりも大事な問題として、心因性の障害に対してならいざ知らず、内因性の精神障害になぜ精神療法が必要と考えるのでしょうか。これについては時間があれば最後に少し触れさせていただきたいと思います。

2　外来医にとって薬物療法のウェイトは大きい

私は結構薬をよく使うほうだと自分で思っています。もちろん昨今精神科医が薬を多用しすぎるという批判のあることは知っています。そもそも精神の不調に物質で対処しようとする現代西洋医学的手法に根本的批判の可能なことも理解しています。が、現実の診察室では西洋薬は間違いなく一定の役割を果たすので、躊躇せずに使っています。外来へ来てくださる方に私が面接だけで薬を使わないですませる場合はほんの数えるほどです。

私が村上先生からもらったテーマは、前述のように、統合失調症の精神療法という途方もないものだったのですが、今日までこのテーマになんとか関心をつなぎとめることができたのは、他でもなくクロールプロマジンなどの薬物療法がほとんど同時に発展しだしたからです。つまり薬物をベースにしたればこそ、今まで黙りこくって身動きすらしなかった病人と曲がりなりにも会話を交わすことができるようになったからです。

私だけではありません。私と同年輩の精神病理学をやる人には意外に「薬好き」の人が多いように思います。薬物に少し慣れた一九六五年前後にはよく医局で、どういう場面にはこういう組み合わせの処方がよい、というような雑談をしたものです。早い時期に、広島の松岡先生の作られたVegetaminという合剤はクロールプロマジンにバルビツール酸の入った精神病用の強力な鎮静剤で、よく使わせてもらいました。今でも使いようによっては便利な薬です。それから〝いらいら〟という訴えは精神科ではもっともよくある一つですが、いろいろの場合があって、たとえばハロペリドールの副作用として起こるアカシジアにはもちろん抗パーキンソン薬がいります。これは脳起原の、いってみれば神経学的いらいらですね。しかし、より心理レベルに主座があると推定される〝いらいら〟の訴えの方が精神科外来ではるかに多く、この中にはいわゆるトランキライザーが効く比較的簡単な(?)場合も少なくありません。が、うつ病性の焦燥不安の〝いらいら〟となるとこれはもう抗うつ薬を加味しないとおさまりません。私どもは一九五〇〜六〇年代、アミトリプチリン(トリプタノール）とフェノチアジン（クロールプロマジンか、ペルフェナジン）の合剤が一番いいと思っていました。この合剤はたしか米国にあったのを真似したのではなかったかと思います。今もこの組み合わせは、とくに初老の婦人のうつ病経験者のいらいらには試すに値すると私は思っています。大胆にいえば、この〝いらいら〟は脳起原でも心理起原でもなく、まさに内因性のいらいらではないでしょうか。内因性とは何か。なかなか概念的にこうだと明示できないので困る用語ですが、臨床症状の中にはこのように神経学的でもなく心因的でもなく、内因性と言わざるをえない症状がいくつかあります。これもその一つと私には思われます。

こういう実学研究（？）は〝何学〟といえばよいのでしょう。内科の開業医は昔から自分の得意の処方をいくつも持っているものです。精神科医も例外ではありません。向精神薬が診察室で実効を持つに至るまでには、精神薬理学に素人の私の実感ですが、おおよそ三段階がいります。(1) まず創薬者から出される動物の脳レベルの、たとえば伝達物質の仮説、(2) 次いで薬物精神医学者がなさる、人間といっても大きな数による、ただし一二週程度のＥＢＭ的研究、(3) そしてそのあとわれわれ臨床医が上記二者の説を踏まえて一対一の診察室で月単位・年単位でする実用に関する直観的な印象批判。抗精神病薬の場合、この三段階が揃わないと薬効判定は完成したと言えないのではないのでしょうか。

私たちのするのはこの最後の場合で、てんでんばらばらにやるのでつねに散発的で集約的な見解に達しない憾みがありますが、ここには真剣性があります。病人が「ラクになった」というかどうか。したがって、これもまた集約され第一段階と第二段階の研究者にフィードバックされ、次の創薬に役立てていただけるという道筋はないものでしょうか。意外に(1)(2)の説は(3)の経験と合わないことがあります。適応症も少しずれます。もちろん指針として大いに参考にさせてもらえるし、副作用の指摘は全面的に信頼が置けるという印象ですが、なにぶんにも複雑な生き物の、しかもその心理面に働かせようというのですから、抗生物質とは少し違う検証がいるのでは、と思う次第です。SSRIという新しい抗うつ薬はすでに十数年を経たので、一度日本の臨床医の一〇年の意見を集約できれば面白いと思うのです。非定型抗精神病薬も一〇年がすぎましたね。ここの主題は統合失調症ですから、後者についての私の印象を申します。

これは面白い薬ですね。まず明らかに副作用が少なく使いやすい。鎮静作用があります。陽性症状に対する効果もあります。もっともその効果はハロペリドールと甲乙つけがたいかもしれません。事実、昔からもらっているハロペリドールもくださいという患者さんがときおりおられます。それより私がこの薬を好んで使うのは、一対一の診察室で診る限り、統合失調症の人の対人緊張を減じ、医師との会話を滑らかにするからです。これはハロペリドールの時代にはなかった特徴のように思えてなりません。若い女性の場合とくにわかりやすい。私が男だからでしょうか。発病間もない若い統合失調症女性の所作や言葉に優雅さが出現するのを診るのは、心なごむ思いです。

これに対して、私は昔教えられた記述用の言葉を思い出して〝雅致（Grazie）の出現〟とか、〝優雅さの回復〟と呼んでいます。ある人から、ことさらに優美さを強調する記述語はその裏に病人蔑視の感なきにしもあらずだから、もっと適切な言葉を選んだほうがよいといわれ、できればそうしようと思いながら、まだこれ以上によい言葉を見つけられずそのままでいます。別の言葉で言えば「ラポールがよくなる」のです。医師－患者間の感情的疎通性がよくなるのです。一昔前の精神科医はラポールとかコンタクトという言葉をよく使いました。門外漢の暴言をお許しいただきたいのですが、第一層の創薬者も第二層の薬物精神医学者も、ともに非定型抗精神病薬の効果は「認知機能の歪みをただす」ことだとおっしゃいます。それに異を唱えるつもりはさらさらないのですが、第三層の臨床医の一人としての意見を申せば、もう一つ「社交的感情を滑らかにする」働きを非定型抗精神病薬に付け加えてもいいのではないかと思います。いいかえれば、診察室では認知の改善とほとんど同時に対人感情も動きだす。したがって、優美さの出現というような感情面・表出面の変化も一緒に注意して観察してくださると、ありがたいと思います。

3　忙しい外来診察室でまず医師が注目するのは医師－患者間の疎通性

ことのついでにもう少し老医の回顧談を許していただくとすれば、DSM以前の統合失調症の精神病理学の基調は感情心理学でした。一九八〇年のDSMは診断上は公衆衛生学的色調を、治療的には認知行動療法をもたらし、それまでの感情心理学を払拭しました。それまで米国で力のあった精神分析一派の力を削ぐことに熱心だったからでしょうか。あるいは米国精神医学が英国精神医学と平仄を合わせようとしたからでしょうか、神経科学の進歩と関係して神経学的精神医学が望まれたからでしょうか。

しかし振り返れば、そもそも明治以来日本の大学の文学部にあった正統な心理学は認知・思考の心理学でした。今もそうです。心理学は文学部にありながら自然科学的厳密性を求めてやまないという妙な学問でした。ところが、二〇世紀に入るころからフロイトの精神分析が興り、ヤスパースの精神病理学総論が出版され、ビンスワンガーの人間学的精神病理学がスイスから出ます。すべて精神医学がらみです。これは別口ですが、一九四〇～五〇年代になって米国からロジャースのカウンセリング心理学のような実用性の高いものが入ってきて、日本でも文学部ならぬ教育学部あたりで、これを専攻する心理学者が生まれました。精神分析ではありませんでしたが、人格とか人間関係とか成長とか適応とかを問題にしましたので、精神科の力動的心理学に結構近いところがありました。だからこの系列の心理学者と精神科医とは結構話が合いました。

こういう小史をたどれば、もともとの認知心理学だった基調がしばらく感情心理学に移っていたのが昨今また認知思考心理学に戻っただけのことかもしれません。そして、これは中等症以上の統合失調症者にデイケアなどで社会復帰「訓練」を課するときにはよく合致した理知的心理学です。しかし、軽症の外来統合失調症を薬物療法と定期的面接によってフォローする平均的な開業医にとっては、認知療法の時代が来たとはいえ、やはり昔ながらの感情療法も不可欠なのです。面接は医師－患者関係をベースにしますから。

私は外来診察時「呼び込みの診断学」と称して毎回決まって次のようにしています。自分で診察室のドアを開けて、待合室に向かって何々さんと呼び、それに応じて彼が立ちあがって歩いて診察室まで来る間の表情・身のこなし、そして入室後の挨拶を診ます。このときの印象だけでその日の彼（女）の状態は半分以上わかります。うつ病でも同じです。まずは感情診断、直観診断です。認知の診断はあとでゆっくりすればよいのです。

社会復帰療法が主体になった今日の統合失調症の治療プログラムでも、ときどきは一対一の個人面接の時間があったほうがよいに決まっています。軽症化し一見普通にみえる患者さんが増えてきただけに、医療者はその一見健康そうな外見に惑わされず、病人の心理（たとえば〝社会〟に入って行くときに昔感じたあの強烈な妄想もどきの不安をなかなか忘れられないでいることなど）をある程度知った上で、「適度な距離」（proper distance）をとることが重要です。老人の認知症と違ってコンタクトが濃いほどよいというのでは決してありません。

面接ということになると、これについてはじめて治療用の知識を蓄えた前世紀のフロイトの精神分析の教えるところを参考にするに越したことはありません。一対一の診察室で起こりうる感情転移、退行、抵抗くらいは知っていたほうがよいですね。そんなに難しいことではありません。たとえば、診察室で境界例的な若い女性がティッシュペーパーを何枚も使わねばならないほどに泣き崩れたとしても、部屋を一歩出れば彼女は整然とします。これを彼女の未熟な人格のなせるわざとみるのは単なる人格診断学、ここに一対一の診察室の構造がもたらす退行可能性をみるのは治療重視の感情心理学です。

4　〝社会脳〟という新概念に魅かれる

私は外来医になってからつくづく思うのですが、一対一の診察室とは小さいながら〝外なる社会〟

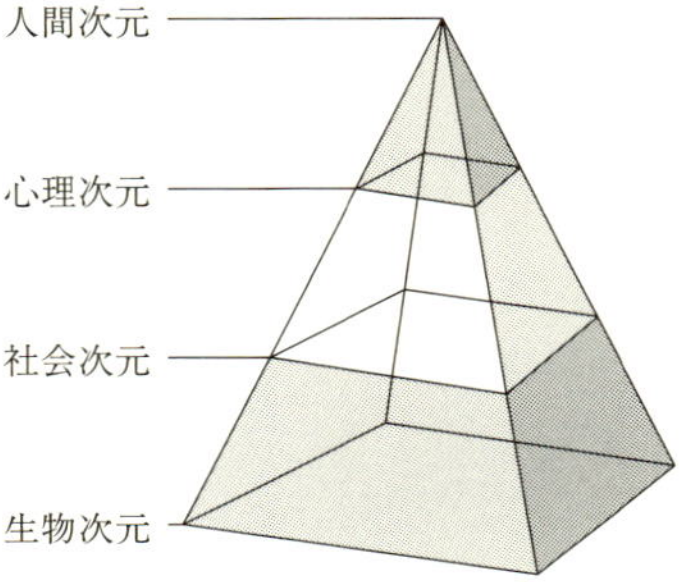

図1　全人的治療の次元

の原基のようなもので、そこで展開されるこれまた小さなドラマは、精神分析家のいうように純心理的であると同時に、いやそれより前に、一定の仕方で脳ともかかわっています。薬を使って治療する今日の精神科医はとくに心と脳との密接な関係を感じざるをえません。上に述べた事実もその一つです。少なくとも服薬が契機になって、診察室の人と人との間でラポールが増え、さらにソフトタッチの優雅ささえ自ずから出現してくる。

そう思って最近の文献を見ていたところ、社会脳（social brain）という面白そうな（?）コンセプトに行きあたりました。前からあったのでしょうが、私がそれを見たのは二〇〇四年の神庭重信先生の解説です。[3] 先生によると進化論的見方と社会認知科学の見方があるそうで、人間のように、複雑な意図や感情が錯綜する大きな集団に適応するには、他者の感情や意図を適切に理解し、適切な行動を選択する社会脳を動かす必要がある。社会脳の機能的要素としては、相手の言動から意図を読み取る能力、つまりいわゆる心の理論（theory of mind）と、表情から相手の感情を読む表情認知がとくに大切である、ということでした。これを読んだ私の第一印象は、神経科学が進歩して社会脳というような全体論的な、いささか曖昧にならざるをえない概念さえ許容するようになった、という喜びでした。それはもちろん診察室の精神医学をやる者にとってはうれしいことでした。

つまり、薬の作用による精神レベルの変化を今までの通説のように神経伝達物質のレベルで説明するのは、実験室ならいざ知らず、診察室ではまことにリアリティがありません。それに比すれば社会脳という考えははるかに説得的です。失語や失行のように局在は示せないものの、診察室で観察される「精神現象」と神経科学レベルの「神経伝達物質」との中間のオーダーにこういう概念が入ると、治療的説明もしやすいし指針も示しやすいと思います。

5　統合失調症の力動的精神療法の試みがついこの間まで日本にもあった

昔われわれがラポールだとかコンタクトといったものを大事にした時代の話をもう少しさせてください。統合失調症の人との医師－患者関係の話です。

病棟で統合失調症の患者さんをみていると意外に彼らが他人の動作に注意していることがわかります。表情を失った顔をしながら素知らぬ顔で、あるいは横目で入室してきた人のことを気にしています。そういう点を考えると、彼らは外見よりははるかに人間に敏感かも知れません。学問のために失礼を省みずに申せば、村上仁先生という先生は性格的に結構シゾイドでした。が、それだけに統合失調症のことがわれわれ凡人よりもよくわかるところがおありだったのではないでしょうか。たとえば、対人恐怖症の対人過敏から統合失調症の意味妄想とか注察妄想への距離は〝ほんの一歩〟だとよくおっしゃっていました。神経症と精神病の間には教科書的にいえば明白な段差がある、と思い込んでいた新米の私どもにはすぐには理解できない言葉でしたが、後年、自己臭や視線にこだわる重症の対人恐怖症の研究を自分でしてみて、なるほどと思いました。そもそもジャネやエイを評価する先生には神経症と精神病とは決して峻別すべき領域ではなく、地続きでした。エイの器質・力動論（Organo-dynamisme）が心因性といわれる神経症の領域にも精神病と同様に器質性を想定することに、早くから賛意を表しておられました。今や外来で各種の不安障害や解離障害にも中枢へ効く薬物を気軽に使う時代になってみると、適応障害、心因障害にも器質面を仮定するのは当たり前のことになりました。エイの先見性に感嘆いたします。

これからチーム医療の時代に入ります。看護師や精神保健福祉士の方々との協同がますます不可欠になります。その中で女性の目、女性の手が統合失調症の治療には必要なことを申し上げるため、当時読んだ西洋の文献の内容に少し触れさせてください。ただ今現在は厚生労働省主導で、統合失調症の心理療法の主流は認知行動療法、ＳＳＴですが、行動療法をするにしても一等最初は「患者さんと心理的コンタクトをつける」ことから始めなければなりません。精神分析学の言葉で言うなら、治療者－患者関係に陽性転移を築くことから始めなければなりません。そのためには薬もなかった時代の先人の苦労には聞くだけの値打ちがありましょう。

いちばん最初にはスイスの女性看護師シュビング夫人の報告を挙げたいと思います。一九四〇年に書物を出しています。冒頭に出てくるアリスという三〇歳の婦人は、動きのまったくなくなる緊張病の昏迷型という重症型で、保護室四号に入っています。毛布の下にくるまっている人間の形をしたものがまだ生きているということを示すなんの物音も身動きもなかった、と著者は書いています。「医師の助言にしたがって私は数日間いつも同じ時刻に三〇分ほどベッドのそばに静かに座ることにした。二つ三、四日の間なんの変化もなかった。しかしある日のこと、毛布がほんの少し持ち上げられた。二つの暗い目が用心深く周囲を見回した。やがておもむろに顔の全体が現れた。私は断固として受け身の姿勢を持した。安心したのか彼女は起き上がり、まじまじと私を見つめはじめた。そして次の日あんなに長い間閉じられていた口が開かれた。あなたは私のお姉さんなの？　いいえ。でも毎日あなたは私に会いに来てくれるじゃないの？　今日だって、昨日だって、一昨日だって！」この書物は一九六六年に翻訳されています（『精神病者の魂への道』みすず書房）[4]。訳者の一人、小川信男先生は一九一五年生まれの精神科医ですが、早くからこういう著作に着目されていたことに感銘を受けます。

シュビング夫人と並んで忘れられないのは同じくスイスのケースワーカーのセシュエー女史です。退行状態に陥った分裂病の一少女を哺乳瓶を使うなどして治療した、というので評判になりました。そもそも心理的退行状態の心理には二面があり、一面では無力な傷つけられやすい危険性を持ちますが、他面では新しく生まれ変わる可能性を萌芽として持ちます。この後者の面に着目する治療だったのです。このケースについては果たして分裂病だったかどうか、のちに診断上問題視されるほど話題になりました。これも翻訳があり（『分裂病の少女の手記』みすず書房、一九五五）[5]、訳者の一人、平野恵先生は名市大ご出身の女医さんです。

最後は米国の女医のフロム－ライヒマンです。精神分析医ですが、フロイト正統派と違ってフロイト左派などと当時呼ばれていました。彼女の主張の中から今日も役に立ちそうな言葉を一つ拾うと「接近への恐怖」（fear for intimacy）というのがあります。いってみれば、統合失調症者は自分の周囲に一定の警戒警報ゾーンを持っている。だから無暗に人に近づかれるのを好みません。同じ理由から体に触れられるのにも警戒的です。この点、痴呆症の方に対するのと接近方法に関してちょっと基本文法が違うことを知っておいてください。

フロム－ライヒマンを挙げれば同時代人のサリヴァンも挙げないわけにはいきません。もっともこの人の業績については一時名市大におられた中井久夫先生がこれ以上無理というほど完璧な訳文で紹介済みなので、それほど申し上げる必要はないでしょう。サリヴァンの書物は読みにくいものでした。村上先生に言われて読みだした一九五五年頃には解らないところが多々あって往生しました。ただ、次のような治療的試みは容易に理解でき、興味を持ちました。数名の男子青年だけの病棟を作り、看護師も男性だけにして、ときにはアルコールも許可するというユニークなものです。少年期・青年期の発達問題に一家言持つ人でしたから、考えがあっての試みだったのでしょう。

申し遅れましたがサリヴァンは男性です。ついでにもう一人男性を挙げるとするとフェーデルンでしょうか。前記シュビングの書物にも名前が出てきます。日本では慶應大の小此木啓吾先生が〝自我心理学の泰斗（英語読みで）フェダーン〟として紹介した人です。この人は精神分析を統合失調症に適合すべくいろいろ説を作りました。たとえば自我境界（ego-boundary）などは今でも面白い有用な概念だと思います。彼の書物の題名は *Ego psychology and the Psychoses*（1953, Basic Book）[7]です。残念ながらこの書物は翻訳されていません。

6　長期経過を追うとさまざまな顔を持つ病人の中老年に出会う

一過的に疎通がよくなってもそれだけではどうしようもありません。主治医との関係が長く続いて病人の経過に伴走できればそれに越したことはありませんが、転勤のある勤務医には長い伴走は難しいでしょう。開業医の良いところは巧まずしてそれができるということでしょうか。開業医になる前から私はこの病気の人の長期経過に関心を持つ一人でした。一九九八年に岩波新書から『精神病』[8]という小冊子を出すとき、西丸四方先生や臺弘先生といった長老に助けを求め「初老期に入った人たち」という章を立てました（一一一頁）。当時長老ではありませんでしたが、同僚の藤縄昭先生にも興味あるケースをいくつか教えてもらいました。村上仁門下にはこの病気の長期経過に関心を持つ人が少なからずいたからです。もし皆さんが何らかの機会にこのテーマに興味を持たれたら、この小冊子の短い一章をご一読いただけませんか。

外来統合失調症から二、三の例をここに追記します。第一例は私のチャンピオン・ケースで、あるところに一度書いたことがあります[9]。二〇歳代で大学を卒業し就職したものの、幻覚妄想状態を呈し退職。以後幸運にも入院せずに病状安定し、その後約三五年、薬を定期的に取りに来る外来統合失調症者になりました。退職後は自宅で主導的な妻の援助を得ながら細々と学童用の塾を営んで、いつとなく六〇歳代になります。ところが、数年前から八〇歳を過ぎた実母が認知症を発症しました。実はこの母は彼の病初から細やかな配慮を示すことのできる人で、外来へも本人に代わってよく薬を取りに来て、私に家庭の背景について控えめに話していました。急に夜間せん妄、記銘力減退、地誌的失見当を呈するようになった老母を誰が世話するのか。意外にも病気の子息が自分が面倒をみると言い出しました。そして事実、私の指示通りに面倒な手続きを踏みながら神経内科、脳外科、放射線科を回り、結局アリセプトでしばらく様子を見ようという結論を得て、私の外来へ戻ってきました。以後私は定期的に一緒に来る老母と子息の二人に投薬してすでに四年になります。今までは母が息子を連れてきたのに、今や息子が母の手を引いてきます。かつて一家の柱だった母親が今はおどおどした老人になり、息子の後をチョコチョコついて歩く。ほほえましい光景に私には見えます。

しかし、それよりも注目に値すると思ったのは、この古い統合失調症者が母を連れてクリニック外来へ来たときの態度の変化です。主治医への挨拶、医療スタッフへの応対、その間の老母への配慮、どれをとっても過不足ないのです。老母を世話する役割ができて以来、世間に対する消極的な態度が大幅に減りました。自分が倒れるわけにいかない、といって自分の服薬にも今までになく注意深くなりました。

似たケースが女性例にもあります。二〇歳代で発病し、数回の入院歴もあった人が五〇歳になって安定し、外来に薬を取りに来ながらデイケアへ通うという生活に安定するかに見えた矢先、唯一の家族である八〇歳の実母が認知症を発症しました。そしてケアマネージャーの指導の下、介護者が複数家庭内に入ってくるとか、母がリハビリ施設へ宿泊に行くため短期だが一人になる、といった初めての体験をします。われわれクリニックにとっても、認知症と統合失調症を一家族内に同時に持つケースを介護制度にゆだねるというのは初めての経験で、介護関係者に統合失調症者と認知症者の違いについて注意を促すなど、意見調整に若干の紆余曲折はありましたが、彼女が予想以上によく介護制度に適応してくれ、ようやく三年がすんだところです。

印象とすると、急性期・急性期終息直後の敏感な患者と違って晩年寛解期の人の適応能力は結構高いのかもしれない。生き馬の目を抜くような社会の中にじかに放り出さない限り、予想以上によいように思えます。もちろん薬物を服用しての話ですが。

7　結婚という難問をどうする?

もう一つ、長期経過学として避けがたいテーマに結婚問題があると私は思っています。ここ数年、治療下にある統合失調症の人が結婚するという場面に三度立ち会いました。二人は女性、一人は男性です。今までにもいろいろな方が病人の結婚について報告されています。一九六〇年代の群馬大の生活臨床一派の報告などはすでに古典に属します。しかし私には意外に成功例が少なかったのです。正確に言えば自分の治療下にあった患者さんが結婚し、そして一定期間フローできたというケースが少なかったのです。もちろん二、三のケースは両親の強力な庇護下において結婚し、大過なく初老期を迎え、大きな息子さえ持っているという例外がありますが、これは長寿国のメリット以外の何物でもないでしょう。

私は最近の薬物が、上記したように若い女性患者の表情や態度をやわらかにすることと関係するように思えて仕方がないのですが、ハロペリドールの時代に比して結婚が話題になる外来ケースにこの一〇年少なからず出会いました。皆様はいかがでしょうか。これなら大丈夫と周囲の人も思うのでしょう。私自身もそう思いました。そして若い女性の縁談が整います。自分たちの亡き後をどうにかしたいと切に願う両親の努力のたまものでもあるのですが、とにかく結婚させたいのでよろしく、と両親が言ってきます。もともと私はこの病気の人の結婚と出産については原則反対なので、その理由を説明するのですが、この段階になると相手はほとんど聞く耳を持ちません。致し方ないので、せめて服薬だけは、と申して了承するしかありません。しかし、二人が至近距離で生活しなければならない新婚生活はまだ病勢の十分おさまっていない人にはもちろん難しいことで、まもなく破綻しました。

今一人の女性は、折角結婚したのに不幸にしてすでに後期高齢者だった両親が相次いで急逝したため一転不幸に陥ったケースです。中年期までどういうわけか未治療できた婦人が、非定型抗精神病薬で少なくとも外見は驚くほどよくなりました。優雅さのかけらもなかった婦人が二、三カ月のうちに診察室で女性的な所作を苦もなく作れるようになるのを見て、ちょっと驚きました。ときに病識を口にするほどになり、一年後にはスーパーでバイトもできるようになりました。お母さんが大変喜び、いつの間にか石の草鞋で初老の初婚の男性を探してこられました。結婚するにあたってこの人の両親にも失礼なほどしつこく服薬の要を説いたのですが、よくあるように結婚一年後くらいから「もう大丈夫」といって止めてしまいました。そしてこの人にとってまことに不幸なことですが、すでに老齢であった両親が相次いで世を去ります。こうなると坂道を滑り落ちるように急速に悪化し、離縁となり、両親亡き後の家に一人で引きこもる生活に陥ってしまいました。こうなると誰がどう働きかけても彼女は動きません。困ったことにこの人の家は中国地方にあります。珍しいことではないのですが、よく患者さんの家族は遠方の医師を主治医に選びます。言うまでもなくこのこと自体がすでに問題をはらんでいます。ともあれ、残念ながら弟さんを通じての私の呼びかけも通じませんでした。考えてみれば私との関係もほんの二年くらいのものでしたから仕方がありません。遠隔地なので、残念ながらその後の経過もわかりません。

男性例も挙げた方がよいのですが、時間がありません。非定型精神病（満田）タイプの四〇歳代のインテリ男性の結婚に対して、本人も新夫人も家族も私も、とても入念に配慮したつもりだったのですが、二年後病気が再発してしまいました。非定型は社会復帰力がありますが、またそれなりに難しいところがあります。

言うまでもないことですが、第二の婦人例が示すようにいくつになっても庇護者は必要でしょう。両親には「できるだけ長生きしてください」とお願いする所以です。このごろはケアマネージャーにしっかりした人がおられるので、頼もしく思うこともあります。長く診ることのできるクリニックの医師も庇護者の末端に連なっています。とくに訪問診療をする先生は頼もしいです。定期的服薬という紐帯を持つ庇護者です。

8　この病気の人格変化をどう考えるか

かつては統合失調症のもたらす人格変化（Persönlichkeitsveränderung）の精神病理学的分析は研究者にとって大きなテーマでした。ドイツ語で書くのは目障りかも知れませんが、とくにドイツやスイスで研究されることが多かったのです。村上仁先生の一九四九年の論文[10]によると、統合失調症の症状は三層からなり、最後に現れる「能動性消失」と「人格解体」（正確にいえば人格統一性の消失）がこの病気の本質で、一層二層はそれへの防衛ないし反応、とされました。しかし、昨今の説では幻覚妄想という「陽性症状」と無気力・非社会化という「陰性症状」までは言及されても、人格変化はほとんど

表1　疾病概念の比較（文献11より）

	精神分裂病（旧）	統合失調症
疾病概念	一疾患単位 （早発痴呆が中核）	特有の症状群 （多因子性）
指　標	脳の発症脆弱性で規定	臨床症状群で規定
疾病と人格	不可分	別の次元
原　因	不　明	神経伝達系の異常 成因に異種性が存在
重症度	重　症	軽症化
予　後	不　良	過半数が回復
病名告知／心理教育	困　難	容　易
治　療	主に薬物療法	薬物療法と心理社会療法

の教科書で強調されません。日本で統合失調症という概念を作ったとき、その主導者だった佐藤光源氏の作られた表でも人格変化に重い位置を与えられませんでした（表1）[11]。要するに、人格変化はあるとしても病気の所産ではなくその病人のもともとの人格に関係する、というお考えのようでした。総じて今日では精神病の予後をあまり宿命的に考えたがらない傾向にあります。事実この病気の軽症化が起こり薬も進化し同時に精神医学の方法論にも神経学化が興り、部分的なコンセプトでことをすませようとする傾向が定着しつつあります。

この難問にいどむにも、私は長期経過観察が有力な手法だと思うのです。私の患者さんでいうと（すべて非定型抗精神病薬を定期的に自分から取りに来る人です）、四〇歳見当の婦人で、夫が行方不明になりやがて離婚するという悲劇にもめげず、この一二年間、大学院生以来続けている専門的なSE的な仕事を先輩から定期的にもらって、主として自宅で一人で仕事をし、生活的にも精神的にも不思議に安定している人がいます。当初から無表情で動作も硬く病識に関係するような質問を向けると数年前までは例によってはぐらかしていましたが、一〇年経ったころから質問に正対するようになりました。今はまったくないが、かつて苦しめられた意味妄想の不気味さはつらかった、と控えめに語ります。おだやかなシゾイドです。子供はいません。自分の住む世界は狭い世界だが、これでよいのだ、生き馬の目を抜くような企業社会に入ればすぐダメになるだろう、女性だからむしろ自分の場合はこれでよいのだと思う、と言います。この数年間に変わってきた、と私は思います。クリニックでの非定型抗精神病薬の投薬と定期的な面接がそれなりに奏効しているのではないかと思うのです。我田引水でしょうか。もともとの彼女を知りませんから、何とも言えませんが、人格変化はこの人の治療の初めには間違いなくあったのが服薬を続けるうちになくなったのではないかと思うのです。

次の人は男性で、大学院に在籍する人です。この人もまもなく四〇歳です。外見上まったく異常を感じさせません。表情もあります。会話をしていて気持ちのいい人です。この人も人格変化はないように見えます。現代の〝永遠の学生〟(perpetual students)で、大学院を〝はしご〟していて今は二つ目です。既往歴については、本人の言うところによれば、高校年代で郷里を出て東京で自立生活をしてきました。大学を出て、企業に勤めた数年後に幻覚妄想で発病。今からふりかえると、よく企業は何年も面倒をみてくれたと述懐します。三〇歳代になって病状が安定し、大学の生活が一番自分に合っていると思って大学院を受験。さいわい合格したものの、自分に合わないと感じて、第二の大学院を選び今日に至ります。成績はどうも芳しくないようです。その大学院ではフィールドワークが主になるようですが、意外に臆病にならず実行できます。海外にも行けます。むしろ私から見ると、ちょ

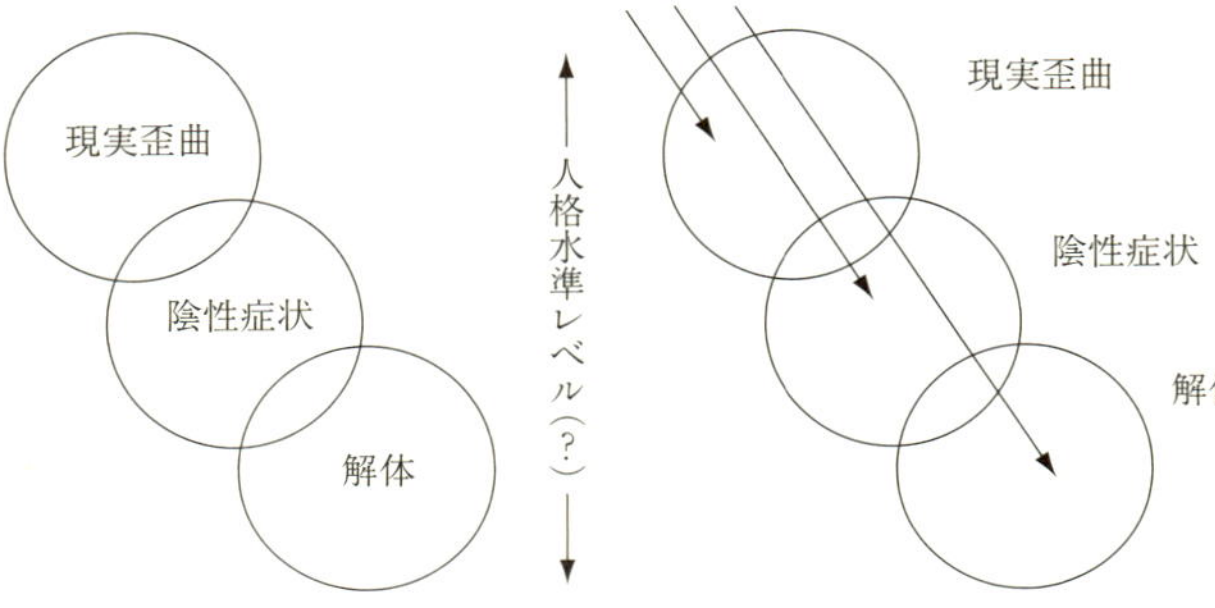

図２　抗精神病薬の作用についての私の仮説図

っと鈍感か、と案じるほどです。学費が不如意なので、アルバイトをつないで生活に耐えています。孤独に強いな、という感じがします。女性はいません。私とこの人との付き合いはまだ数年なのですが、聞くところによると、非定型抗精神病薬が出たころから服薬を続けているといいますから、人格変化をこの程度に抑えるのに長期服薬は効果があったのではないでしょうか。

しかし、この人の外見の健康さにだまされてはいけない、と思う出来事がこの四年の間に一度だけありました。来月の下宿代が払えない、という現実に直面して急に何もかもいやになり、台所から刃物を持ちだして自分を刺そうとした、というのです。さいわい未遂に終わりましたが、いつもの彼のにこやかさからは想像できないことでした。

まだまだこの人の闘病は続きます。闘う相手は精神病理症状というより生活臨床的な不具合です。ただでさえポスドクの就職は難しいと言われています。それに対して医療者は何ができるでしょうか。

結論は人格変化は一見ないように見えても軽視すべきでないということです。同時に、今日の非定型抗精神病薬を長く続けていれば人格の統一性の消失を、ないし人格解体という最終結果に陥るのを結構防げるのではないでしょうか。後で述べますが、薬だけでなく反復的な面接の意義も一緒に考えなければならないと思いますが、多分ハロペリドールの時代に比すると一段有意義な効果がこの薬にはあるように思えるのです。図2はそのことを示そうとしたものです。

9 外来統合失調症にも定期的面接が意味を持つ——日本の外来での小精神療法

私はいつとなく「日本における外来での精神療法」、それも「日本の健保下にあることを生かした心理面接」という目標で試行錯誤をしてきました。そして開業医としての一二年の経験からいうと、外来統合失調症への定期的な精神療法は、薬物療法を併用することで、十分可能だし有効でもあると思うのです。日本の外来の特異性として指摘しなければならないのは、多分健保制度の下で頻回の面接が可能ということでしょう。一種の反復加算が可能です。安定しているときは毎回五〜一〇分の面接でよいのです。病人が調子を乱したときには毎日あるいは毎週に、落ち着けば四週に一度程度で十分です。一回の時間は落ち着けば五分でもよいのです。三〇分を超える必要はあまりありません。面接技術もそんなに難しく考える必要はありません。ディテイルよりも全体的注意の方が大事なのではないでしょうか。第一に「相手への尊敬」を忘れないことです。見下すような態度や言葉使いから自由になれない人はこの病気の人の「通院精神療法」料を請求する資格がありません。

それよりも、内因性の精神病に心因性の病気の治療法を適用するのはなぜでしょうか。このことの

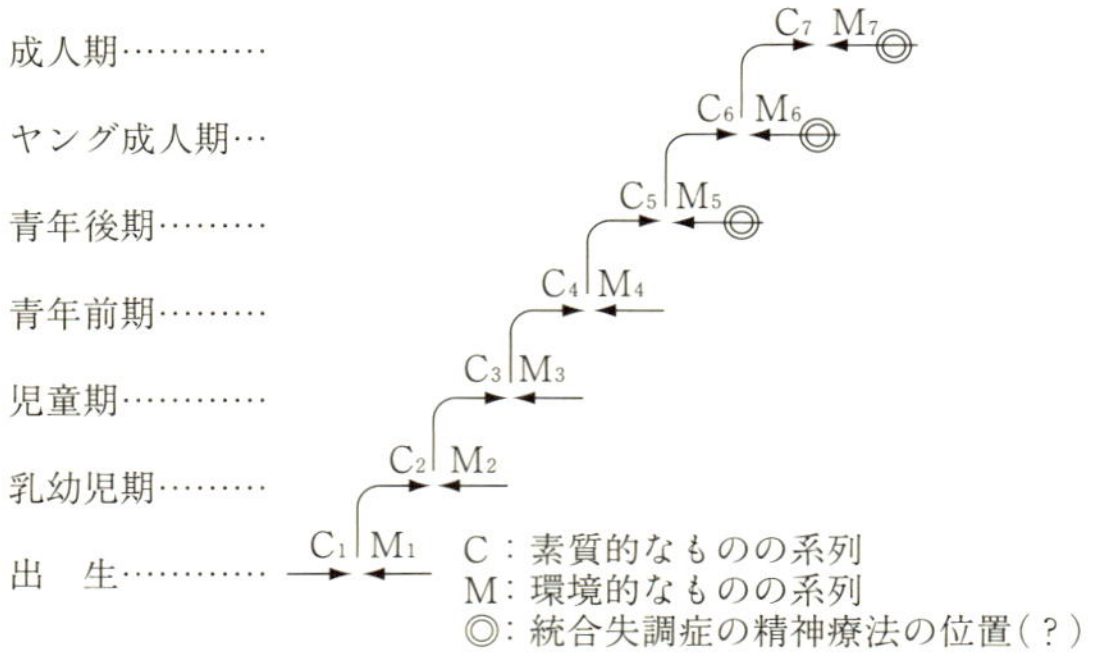

図3　素質的なものと環境的なものとの相互作用.（epigenesis, 後成説）を示すための私の仮説図

方が私には大事に思えます。ベースに理論がないと診察に力が入らないから、二つ理論を用意しています。一つは例のエイの器質力動論、もう一つはepigenesis、強いて訳すれば「後成説」です。前者はおよそ精神疾患の構成には器質面と力動面が相携えてあり、たとえば、もっぱら力動面の研究対象でありつづけた心因性の神経症にも、エイはもう一つの器質面も否定できないと言います。逆に、内因性の精神疾患にも器質面と同時に力動面もあります。人格の軌道（trajectoire de la personnalite）という表現を彼は使っています。この病気の長期経過を追うといろいろの人間的側面に出会うのは、この病気の人に力動面が残っていることの一つの証です。彼らも遅ればせながら、時間とともにその年齢らしくなる可能性を秘めていると思うのです。

もう一つの〝後成説〟は元来純粋に遺伝研究の考え方を少し拡大して人格発達にも採用したもので（図3）[12]、「素質的なもの」がそのつどの発達段階に応じた「環境的なもの」と出会うことによって微妙に変化し、次の段階の「素質的なもの」を用意し、これがその段階の「環境的なもの」との出会いを待つというものです。こういうシェーマが許されるなら、統合失調症へのわれわれの精神療法は図3の中にマークした箇所あたり、つまり青年後期、ヤング成人期、成人期の「環境的なもの」に該当するのではないでしょうか。この図はまったく私の印象によるもので、よくいえばオリジナル、悪くいえば思いつきです。

後成説という元来遺伝学プロパーのコンセプトを強引に越境させて精神医学的人権発達論にまで及ぼすのは学問の厳密さからいえば不謹慎なのでしょうが、精神医学のように胎内に自然科学的思考と文化学的思考をかかえこんでいる学問では両者の架橋のために許されてもよいか、と思うのです。

あとがき

外来統合失調症は経過の面で見ていますと意外に変化の多い病気です。あまり早く見捨てないでください。コメディカルの人にとっても決して扱いにくい人ではありません。彼らは少し鈍でも純なところを残す人です。青年期の発症の病気ですから経過とともに快癒にむかい、ときには遅ればせの対人生活の中で成長していく可能性さえはらんでいます。「薬プラス面接」をどうぞ愚直に続けてみてくださいませんか。

文献

（1）笠原嘉、金子壽子「外来分裂病（仮称）について」『分裂病の精神病理10巻』東京大学出版会、一九八一年。笠原嘉『精神病と神経症』（みすず書房、一九八四年）二九五頁に再録。（本書六三―八五頁）

（2）笠原嘉「クリニックでの小精神療法再考」『うつ病臨床のエッセンス』二〇三頁、みすず書房、二〇〇九年。

（3）井上由美子、山田和男、神庭重信「社会脳」分子精神医学、四巻、一号、一一六頁、二〇〇四年。

（4）シュビング『精神病者の魂への道』（小川信男、船渡川佐和子訳）みすず書房、一九六六年。

（5）セシュエー『分裂病の少女の手記』（村上仁、平野恵訳）みすず書房、一九五五年。

（6）フロム - ライヒマン『積極的心理療法――その理論と技法』（阪本健二訳）誠信書房、一九六四年。

（7）Federn, P.: *Ego psychology and the psychoses.* Basic Books, New York, 1952.

（8）笠原嘉『精神病』岩波新書（五八一）、一二一頁、岩波書店、一九九八年。

（9）笠原嘉「だから精神科医はやめられない！」日精協誌、二七巻、六八〇―六八三頁、二〇〇八年。

（10）村上仁『統合失調症の精神症状論』九頁、みすず書房、二〇〇九年。

（11）佐藤光源「呼称変更の経緯　統合失調症――精神分裂症と何が変ったか」一頁、日本精神神経学会、二〇〇二年。

（12）笠原嘉『精神病』一八三頁、岩波書店、一九九八年。

精神医学における内因性概念について（二〇一一）
――クリニック外来での一考察――

1　長く診ると

クリニック外来の一つの特徴は「長く診る」ことだと私は思っています。これは担当医が転勤しないで、定点観測的に同じところにとどまっているから出来ることでしょう。医師にとっては、長く診ることではじめてわかることも少なくありません。長く診ることはすぐれて臨床精神医学的です。「症状」を超えて「人間」とか「運命」に触れざるをえないからです。

たとえば、最近多くなったといわれる気分障害的な状態にしても、長く診てさえいればよくなっていくケースが少なくありません。長いというのは、私の場合、少なくとも二年、長ければ五、六年です。

典型的な治療抵抗性うつ病では、すでに何度か述べたように（九頁参照）、抑うつ気分主導の時期（第一期）は比較的容易にすんだのに抑制主導の時期（第二期）からなかなか抜けられない。これが延々と続くため最後の「快の体験が可能になる時期」（第三期）に入れない。そういうケースが少なくありません。典型は中年から初老の人のものでしょうか。しかし、数年すると嘘のようによくなる人が少なからずおられます。気分障害というのは元来そういうものだったのだ、とそのつど医師も実感致します。問題は、患者さんやご家族におこる長患いについての当然の不安や焦慮につきあいながら数年を待つには、クリニックの医師はどうするかということだけです。

しかし、二〇代の人にも同様のことがありえます。私のそういうケースにはどういうわけか女性例が多いのです。かつて「二〇歳台のうつ状態――いわゆる葛藤反応型うつ病をめぐって」（『外来精神医学から』一九八九年、『うつ病臨床のエッセンス』二〇〇九年に再録。ともにみすず書房）に書いたような同様の経験がその後も続いてあります。

つまり、軽症から中度の抑制状態が延々と続いて完全な社会参加はできない。しかし元来人格障害というほどの偏りはない。早い話がつい先年、四年制大学の生活を十分エンジョイして卒業している。どうも葛藤反応性が少しあるようにみえるが、これも今一つはっきりしない。カウンセリングをしてみてもカウンセラーに神経症の人のような手応えがない。主治医の私からみてもカウンセリングの必要なケースの感じがしない。しかし通院は熱心で服薬も几帳面にする。

ところが、はっきりしない数年をのりこえると、別にどういう契機があったわけでもないのに快方に動きだし、しかもそうなると、どんどんよくなるという感じなのです。前記の論文でも書きましたが、よくなりだすと「アッという間に」元気になり、先月までグズグズしていた彼女が自分でしかるべき勤務先をみつけてきて、試験を受け、来週から勤めますとケロリという。薬をどうするか、というような真っ当な心配はできるから、決していい加減ではないのだが、少なくともしばらく前のようにカウンセリングを求めたりはしなくなるから、基底にあった不安感が去ったことを知ることができる。そして私は、この人はやっぱりうつ病だった、それも内因性うつ病だったのかも、と診断を考えなおすことになります。そういえば、大学生時代の生活はけっこう元気者であった、軽そう期はなかったか、などとカルテをひっくりかえします。

れっきとした神経症でも、たとえば、今日のＤＳＭ的パニック障害でも長く診るといろいろなことがわかります。ＳＳＲＩが最初はよく効いて、もう完治したように思うのですが、まもなく再び薬を必要とする状態が来て、何カ月かに一度は定期的に投薬を受けに来る。そういう紳士淑女は少なくありません。よく聞いてみると、マイカーではどこへでも行けるのだが、公共交通機関にはまだ一度も乗ったことがないと言ったりします。そのことは今日の都会生活では苦にならないので、あえて訴えないようです。そういうケースも含めて考えると、神経症性不安というものは背景にひっ込んでも「ひつこい」もののようです。こういう「ひつこさ」はひょっとしたら内因性かもしれない。少なくとも単に心因性として片づけるのには抵抗があります。

そういえば、うつ病の人で、先方も当方も「病気はすでに治った」と思っているのに、何十年も、ほんのちょっとの薬物をもらいにくる婦人がいます。医院にとっては少しも邪魔にならない人なので、その点ではとやかくいう筋合いではないのですが、慢性うつ病とみての診断を考えると、これは前記した「おっくう」（第二期）ではなく、もう一つの基礎症状である「不安」を残存させている人とみるべきでしょうか。それが証拠に数ある不安薬ではだめで、どうしても抗うつ薬がいるという人が多いのです。患者さんの言葉ですから、そんなに信用すべきではないかもしれませんが、何人もが同じようなことをいうのです。私の場合、人気のある薬はコントミンとトリプタノールです。

要するに、「うつ」の残遺症状として「おっくう」「面白くない」と並んで、頻度は少ないが「不安」もある。延々と通院する。これは神経症状態といっても心因性ではなく内因性でしょう。不安残存型と私は仮称しています。DSMでは併病にするのでしょうが、私はこの程度のヴァリエーションはうつ病のなかで考えるクセがついているので、お許しください。私は治療が優先する外来医学ではこの程度のローカリズムがあってもよい、と信じております。

2　何パーセント内因性で、何パーセント心因性？

長期経過を追う臨床現場では、結論を先取りすると、DSM世代になって診断学統計学の上であえて問わなくなった脳器質性・内因性・心因環境因性という昔の原因分類（二七頁）を今一度復活してほしい。そしてこのうち、原因を問わないことになっていたDSMでさえ（別枠で扱わざるをえなかった）「脳器質性」は問題外として、次の二つ、すなわち内因性と心因環境因性との間に、ほとんど常にある程度の「重なり」があると考えてはどうか。もちろん初期診断や健康統計のためには忠実にDSMを使う。そして治療重視で経過を追うことを重要と考えるクリニックの臨床では並行的に昔の原因分類も使う。

うつ病を例にとって考えて下さるとわかりやすいかと思います。当然、発病機序の上でも症状の上でも経過の上でも、二つ極が出来る。一極には突然ひとりでに発病し、よく知られる心身の症状をほぼフルに呈し、自ら医院を訪れ、抗うつ薬によく反応し、数カ月で社会復帰する。医師－患者関係に特別の問題は生じない。これは内因性の極と考えます。もう一極にはむしろ反対で、心因誘発的な発病で、症状も非定型であることが多く、薬物への反応も必ずしもよくなく、社会復帰には難渋し、医師－患者関係もスッキリしない。人格的欠陥を想定したくなる。これは神経症ないし心因・環境因の極です。多くのケースはこの二種の中間に位置するとみてよいでしょうか。

自信がありませんが、こういう見方を米国人はディメンジョナルというのでしょうか。私は自己流に一二頁のダムの図のように考えることにしています。水位が下がると水底の障害物が現れ、病人はこれをとても気にするので、医師もついついこれを心因と取り違え、その破壊工作のために心的外傷の話を熱心に聴きはじめる。そうするといつの間にか医師と患者の合作で障害物が固定されてしまって、その後の扱いに窮するようになります。境界例研究で一時流行した幼児期心因説などはその好例と思います。

しかし長い経過をみていると、多くの場合、いつとなく病人はそこから注意を外らしていきます。もちろん、それは薬物のゆっくりした効果の顕現とも考えられますし、重ねられた面接の効果とも考えられますが、私は中立的に「水位が上がればひとりでに水底由来の障害物は消えるか、障害物でなくなる」と見ています。水位が上がるというのは生物心理学的なイメージです。もう少し精神病理学的に表現すれば、うつ状態の人がもつ「未来の萎縮・過去の肥大」というスタンスが弱力化することです。

これはフランスのジャネ、エイ、日本の村上仁（そして多分ドイツのコンラートも）らの心的エネルギー水準論に拠っています。そのうち器質・力動論のエイは一番はっきりいっています。神経症状態にも心的緊張力の低下症状（彼の言葉で言う陰性症状）があり、したがって神経症と精神病との間は単なる程度の差であって本質的な断絶はないと。村上もうつ病を論じた論文の中で「（自分の掲載したケースについては）躁鬱病か神経症かという議論を何度繰り返しても得るところは少ない。むしろどの程度まで神経症的であり、どの程度まで躁鬱病的であるかを問うべきであろう」（「変質性精神病に関する一考察」一九五三年）といっています。

こういう指摘は現代の精神科外来にはありがたいものです。なぜなら神経症状態やうつ病残遺状態にも、遠慮なく脳に作用する各種の薬物を使用しているのですから。

3　脳器質性と内因性との区別はいま？

最後にのこるのは脳器質性と内因性の区別です。今日、この区別の要を再検討するに値する新条件がいくつかあるのではないでしょうか。たとえば、一時代前に比して内因性の統合失調症や躁うつ病に対して使われる薬物は一段と多様になり、しかもその作用機序に脳内のいくつかの神経伝達物質が関与することが明らかになっています。統合失調症の研究者のなかには、光学顕微鏡の時代には発見できなかった脳の実質的欠損が今は進歩したＭＲＩのおかげで比較的容易にみることができる、という人さえいます。昔、私たちの同僚で光学顕微鏡で分裂病（統合失調症）の脳と格闘していた人たちのことをなつかしく思い出します。

そうなると脳器質性も内因性も程度の差ということにならないか。かつて基礎医学の先生でそういった人がいたことを思い出しました。そうすれば、内因性という精神医学特有の難しい言葉を使わなくてもよいのではないか、といっていた彼の言葉を思い出します。

臨床家とすると、しかしこの区別はなお必要に思えます。それはクリニックで長期経過を追いかけるということと関係があります。脳器質性精神疾患の代表としてアルツハイマー型認知症を、内因性疾患の代表として統合失調症を考えることにして下さい。統合失調症の長期経過を追うと明らかにアルツハイマーのそれと違って多様な経過図が得られます。

私の話はいつも少し古くて恐縮ですが、スイスのマンフレッド・ブロイラーが自分の病院のクランケで一九四一年と一九六五年の二つの年度で経過を比較したものが有名で、それをみると八つもの経過図が掲げられています。その図に依拠しながら一九八九年に米国はヴァーモントのハーディングが追跡しました。一九九二年にはスイスのチオンピが同じような報告をしているので、それらをまとめて、私が統合失調症について書いた啓発書『精神病』（岩波新書、一〇六頁、一九九八年）のなかに表として掲げておきました（表1）。

こういう大規模調査は開業医には無理ですが、外来へ通ってくる少なからぬ外来統合失調症者（一七四頁〜）をフォローしているだけでも、この病気の経過の多様さが推測出来ます。社会参加はなか

表１　統合失調症の長期経過図

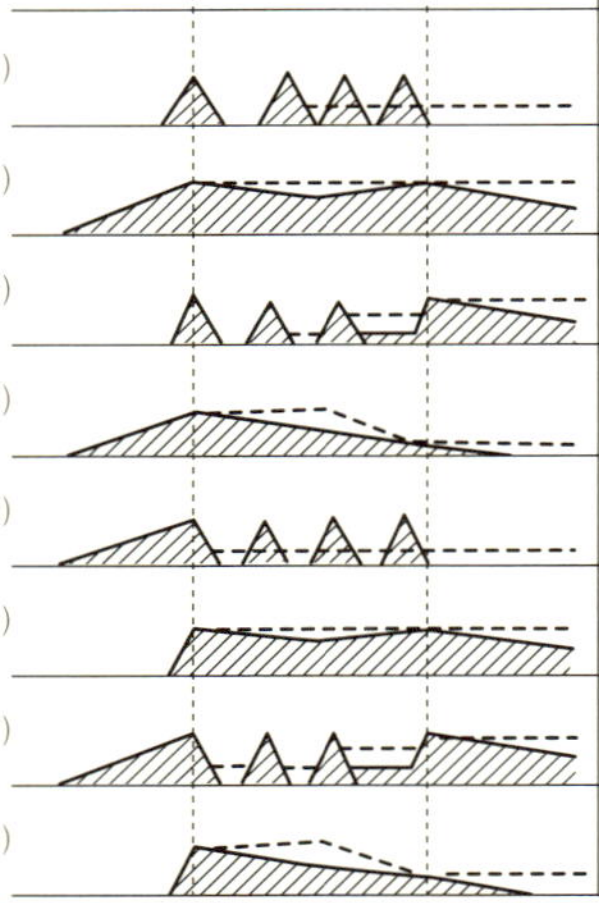

発症様式	経過型	晩年	チオンピ氏の ローザンヌ研究 （228 例）	ブロイラー氏の ブルグヘルツリ研究 （208 例）	ハーディング氏の ヴァーモント研究 （82 例）
(1)			25%	30 ～ 40 25 ～ 35 %	7%
(2)			24	10 ～ 20	4
(3)			12	5	4
(4)			10	5 ～ 10	12
(5)			10	—	38
(6)			8	5 ～ 15	3
(7)			5	—	27
(8)			5	5	5

なか難しいが、生き馬の目を抜く産業社会への参加からさえ外せば安定して生きられる。親しい人の中ではけっこう生きられる。この社会参加はいつに新薬のおかげだと思うのですが、どうでしょうか。非定型抗精神病薬のリーチは意外に大きいのではないですか。もちろんそこに治療者の手があることを忘れないで下さい。「人に見られている」「人に噂されている」という微妙な、しかしくりかえし起こる関係妄想の芽をつむぐこともできる。それだけでなく人間の「社会性」そのものを鼓舞するところがあるのではないでしょうか。そのことは「クリニックで診るこのごろの軽症統合失調症」で述べたので繰り返しません。「社会脳」という概念に関心を持っていることも申し上げました。こうなると「内因性」について考えながら脳器質性にごく近いところにまで立ち入っていることに気付きます。

最後に、脳器質性と内因性との間にある今日考えられる差とは何か。

脳の病変が直接的無媒介的に精神症状を生み、両者の間に「隙間」ないし「隔たり」のまったくかほとんどない場合を脳器質性といい、脳の病変と精神症状の構想の間にけっこう「隙間」ないし「隔たり」があって、そこに人格だとか運命が介入してくる。そういう場合を内因性と考えれば多少整理がつくのではないしょうか。小精神療法が統合失調症にも必要だというのはこの「隙間」があるからといえましょうか。

この差は大袈裟にいえば、神経学と精神医学の差かもしれません。いつもいうことで恐縮ですが、「部分強調」から出発する場合と「全体強調」から出発する学問の差です。後者をやる人々のためにやはり脳器質性と内因性の区別を残して置きたい。しかしその区別をもう少しはっきりさせたい。そういう外来医としての素朴な願いが本稿を書かせた理由です。

解　題

（論文名は初出にしたがった）

1 「「外来精神医学」雑感」　　大阪精神科診療所協会誌，32号，7－16頁，2008年

本書の冒頭においたこの論文は，2006年に大阪で行われた外来精神医学会での講演（ランチョンセミナー）記録です．大阪は千里で開業する渡辺洋一郎先生が会長で，光栄にも私を招待してくださったのです．私は1998年に70歳でおそるおそる大学教師から街の開業医に転身してようやく数年がすんだころで，開業医の経験を話してみたいような，ちょっと高揚した気持ちになっていました．しかし今読み返すと，病院精神医学というジャンルに匹敵するほどの重厚さはないにしても，さいわい本書の書名の意味での「日本の外来精神医学」の骨格はおおよそ描けていると思います．

大阪は元来実学の地です．クリニックという医療形態も私の知る限りでもずいぶん早くからありました．クリニックで統合失調症をたくさん診ている精神科医がおられて，感心したことがあります．渡辺会長は私より二回りも三回りも若い人で，社交力のある，さわやかな方です．時代とともに精神科医の人となりも変わってきたと思います．変わったのは精神科医ばかりではありません．精神科医の扱う主題も変化していくことを実感させられます．そういう新しい人には申し訳ないが，私の外来精神医学は旧弊で，躁うつ病，うつ病，統合失調症，神経症，人格障害を中心としています．児童精神医学はやりません．老人精神医学は臨床経験が乏しいので恐る恐るやっています．自分自身が老人になりましたから自分を中心に考えながらやっています．

2 「精神症状のみかた」　　日本医師会雑誌，112巻10号，1363－1367頁，1994年

私はいつからか，臨床精神医学の用語や考え方をわかりやすく解説することを大事な仕事の一つ，と考えるようになりました．この小論もその試みの一つです．とくに精神科以外の同業者，つまり他科の医師や看護師に解説するのは骨が折れます．関係の近い人ほど誤解も大きくなる危険がある，というのはここでも本当みたいです．皆さんが医学教育を受け臨床経験をお持ちなだけに，ご自分の精神医学観をおもちです．ここで最初に取り上げた「心因論重視」説などは昔も今もある誤解の定番です．

しかし「精神医学を分かり易く解説する」という仕事は難しい．四苦八苦です．しきりに下手な絵やイメージを提示するのも苦しまぎれの策略なのです．しかしこの解説の仕事はこちらの実力を上げるように私には思えます．読者の皆様にお勧めします．私自身も相変わらず挑戦しています．本書の末尾においた10の“内因性概念について”などもその試みです．

3 「神経症学からみた心身医学の位置づけ」　心と社会，41 巻，6－16 頁，1984 年

私は日本心身医学会の創設のころ理事会の一員にしていただき，内科系の諸先輩の謦咳に接しました．当時を思い出すと，精神科医は軽症うつ病（彼らの言葉では仮面うつ病）の知識について若干お役にたったかと存じます．学会が充実した今，もう私のような精神科医の関与は必要なくなっていると存じます．しかし，医学界広しといえども“心”を扱うのは心身医学会と精神神経学会だけです．ときおり，意見交換の機会があってもよいのではないでしょうか．私のこの論文は「神経症」という神経精神医学が 200 年をかけて作り上げた概念と「心身症」という概念を比較検討したものです．こういう交流からは教えられるところも少なくない，のではないでしょうか．私の時代にも，心身医学会の生みの親ともいうべき九大の池見酉次郎先生がアレキシサイミア（Alexithymia）という面白い概念を米国から輸入（？）されていたので，ここでそれについて精神科医として意見を述べました．たしか北大の名誉教授であられた碩学諏訪望先生も精神科医としてどこかでこれについてコメントされていました．

4 「対人恐怖症と社会不安障害――伝統的診断から社会不安障害を考える――」

分子精神医学，6 巻，343－346 頁，2006 年

DSM－Ⅲが登場してしばらくしたころ，友人の公衆衛生学者から「これで精神医学も臨床医学の仲間入りができましたね．おめでとう」といわれたことがありました．同じころ米国精神医学誌の巻頭言のなかにも同様の意味の文章がありました．たしかに世界のどこでも，そして誰にでも使える「診断と統計のためのの概念」への努力は公衆衛生学的です．そして，それが 20 世紀の世界の覇者を自認する米国人によって初めて計画的に試みられたことも賞賛されるべきです．しかし，物ごとには二面があります．グローバリズムは，それが見事であればあるだけ，歴史あるローカリズムを消し去ります．ここに挙げた日本の対人恐怖症などがその好例ではないでしょうか．

これはクリニックの精神医学の視線です．つまり，正確な診断は慌てることはない，後からでよい，そのかわり治療は最初の瞬間から始めなければならない，という視線です．日本の対人恐怖症では診断と治療（森田療法）とが結び付いています．さらにいえば第一軸（精神症状）と第二軸（森田神経質）がいっしょに考えられていて，ユニークです．少し日本ナルシシズムに傾きすぎでしょうか．でも決して日本のことばかりをいっているつもりはないのです．フランスやドイツの分厚い症状学の歴史は DSM に何も不満をいわないのでしょうか．それらは消えてしまってよいのでしょうか．

5 「外来分裂病（仮称）について」

金子壽子氏との共著，藤縄昭編『分裂病の精神病理 10』東京大学出版会，23－42 頁，1981 年

これを書いた頃，尊敬する精神科医臺弘先生から「わざわざ外来と冠するのはどうか」というご批判をいただいたことがあります．「生活臨床」といって統合失調症の人々の日々の生活に焦点を当てて社会復帰研究をしておられた先生にしてみれば，この病気の人が外来に通う時期をもつことなどは自明のことでした．しかし，私は統合失調症といえばおし

なべて精神科病院の住人のような誤解のなお残る今日，外来だけですむこの病気の人もいる，ということを明示することは家族にも医療者にも本人にも意味があると思い，あえて使い続けました．

そもそも私がこういう軽症者に関心を持つようになったのは，昭和30年代村上仁教授の指示で一時期心因論的研究・精神療法的研究をしたことからです．当時の精神療法は，今流行の認知論的なそれと違って力動論的なものでした．つまり精神分裂病という病気には大まかに分けてその対象にならないタイプとなるタイプがある．熟さない表現でしたが，クレペリン型とブロイラー型などと言っていました．私以外にも，たとえば真性統合失調症と仮性統合失調症（オランダのリュムケ），中核型とエゴパチー（ドイツのキスカー）などと表現する人がいました．その延長上の仕事でした．2010年現在，私の受けもつ患者さんの少なくとも四分の一は統合失調症の人で，そのほとんどがここでいう外来統合失調症です．デイケアは近くのクリニックにお願いすることがありますが，面接は私ができるだけ頻回にします．彼らは遠慮深く私にあまり時間を取らせません．

6 「二つの症例報告」

吉本千鶴子氏との共著，横井晋ほか編『精神分裂病』医学書院，280－297頁，1975年

1960年代に京大精神科に入局したわれわれは村上仁，加藤清両先生の指導下に試行錯誤しながら，しかし真剣に「精神病状態への精神療法研究」という新テーマに挑戦（？）しました．これを書いた1975年はその総決算の時代だったと思います．もうそろそろ，一例に時間を惜しみなく使うような悠長な研究はゆるされない時代が来ていました．学園紛争という慣れない出来事もわれわれの側にありました．後で思うとDSM－Ⅳの登場も5年後の1980年でした．

第79回日本精神神経学会総会のシンポジウムで発表しました．ここに掲げた二例のうち一例は男性治療者が女性患者を治療した場合であり，もう一例は女性治療者が男性患者を治療した場合です．ともに一応治療終了に至ったケースです．精神療法といっても認知行動療法ではありません．精神分析に立脚した，しかし常識的な，どなたでも少し慣れれば可能な力動精神療法です．精神分析は治療者－被治療者関係でおこる転移と抵抗にはじめて注意を促しました．その点は認知行動療法の時代になっても，人間と人間が触れ合うのですから，同じと思います．

こういう症例報告は同学者にとって参考になる貴重なものと信じますが，残念ながら記述に際して病人を誰と同定されないための慎重な細部変更が必要です．病人の人権擁護という当然の趣旨に添って，今後次第にこういう詳しい症例報告は減少していくことでしょう．どうか読者は二人の患者さんの地上的な“誰”を必要以上に追及しないで下さい．そして，教科書では内因性といわれる精神病状態にも，治療者－被治療者関係のなかで変化発達する，いわば柔かい部分がある，というところにのみご注目下さいませんか．

7 「精神分裂病者とのコンタクトについて——心理療法の経験から——」

加藤清氏との共著，精神医学，4 巻，75－83 頁，1962 年

若いときに書いたものをある年齢になってから読むと複雑な思いがする，という話をときどき聞きますが，私もこの論文を読んで恥ずかしいと思いました．なにしろ私がした最初の講演でした．要するに，統合失調症の人とは医師－患者関係が構築できず，したがって転移が生じないので精神療法はできない，というのが当時の精神分析家の定説でしたが，自分の経験や文献からも必ずしもそうでもないのではないか，ということを述べただけのもので，今から思うと全く初歩的な内容です．しかし，似たようなことを日本でも言われる方が何人かあって，当時ちょっとした流行のテーマでした．

今と違って薬もありません．看護師さん以外に専門職はいませんでした．病人はみんな見るからに堅い顔つきと姿勢をしていました．今日では薬を出すと旬日を経ずして表情がなごみ態度にも優雅さが出現します．その落差をときどき思います．それにしても精神科医はみなさん真面目です．たしか岐阜市で行われたのだったと思いますが，私のような若造の講演に大勢の精神科医が集まって下さったことを感謝とともに思いだします．

8 「分裂病の了解学はどこまで進んだか」　精神経誌，85 巻，671－676 頁，1983 年

“了解”という用語ほど 20 世紀にその仕事を始めた日本の精神科医にとって深く刻印された言葉はないのではないでしょうか．いうまでもなくヤスパースの『精神病理学総論』（1913 年）に由来する言葉です．米国から DSM－Ⅲとともに公衆衛生学的精神医学が渡来してはや四半世紀，ドイツやフランスの精神医学はほぼ完全に駆逐されたように見えます．しかし，了解概念の洗練の全く必要のない精神医学がありうるとしたら，つまりヤスパース流にいえば“説明”概念だけですむ精神医学があるとしたら，それは基礎医学教室の臨床分室のようなものでしかないでしょう．

了解学が今日一時ほど盛んでなくなった理由は，一つには今日精神病の人の病状が軽くなって，それほどの了解力を駆使しなくとも治療できる，という好条件があります．かりにエピソードが来ても薬という強力な助っ人を今の精神科医はもっています．ですから，今日の先生方の教養を少し上げる程度に思って，気楽に読み流して下さい．日本人も了解学では結構業績がありますから．

9 「クリニックで診るこの頃の軽症統合失調症」

臨床精神薬理，13 巻，1729－1740 頁，2010 年

これは比較的最近の講演会で話したものです．厚かましくも臨床精神薬理誌（星和書店）の村崎光邦編集長にお願いして，同誌に掲載していただきました．この雑誌の読者に斜め読みでもしていただきたい，と思ったからです．しかし投稿してから，生物学系の研究者には幾多のお目ざわりな点があったであろうと反省しました．ご容赦下さい．

毎度のことながら随所に下手な絵を入れたり，場違いな引用をしたりしています．たとえば，遺伝学由来のエピジェネシス説（後成説）を借りて来て，我流の解釈を施したりしています．もっとも，この換骨奪胎は若干意図あってのことです．

クリニック外来には生物学派も心理学派も区別は全くありません．あるのは一堂に会して治療の実を上げるという共通の目標のみです．誰もが薬を使い，意図してかどうかはともかく誰もが小精神療法を試みる．こうして，精神科の外来診察室は巧まずして“脳”への視線と“人間心理”への関心を平行させる場所になります．精神科医にとってもこういう場所は実際には珍しいのではないでしょうか．そして，ここでならちょっとした越境をあえてしてでも，両者の架橋を試みることは許されるのではないかと考えたのが，遺伝学と精神病理学をまぜこぜにした所以です．

10　「精神医学における内因性概念について――クリニック外来での一考察――」

書き下ろし

これは本書の唯一の書き下ろしです．実はこの一文は本書に入れるべきかどうか，迷いました．まだ論旨として未熟だからです．しかし，クリニック診察室の現実を踏まえて私がしばしば考えさせられることがらの最たるものなので，お目に掛けることにしました．

DSM，ICD の今日，内因性というような曖昧で，そのため世界のどこでも使用可能とはいえない概念は消えています．それは合理的と私にも思えます．しかし，私のような 20 世紀後半に欧州由来の精神医学に拠って教育を受けたものは，この概念から自由になれないのです．今でも有用性があるように思えてなりません．文中にも述べましたが，昨今しきりに論じられる“新型うつ病”などもそれぞれのケースにおいて「何％が内因性で何％が心因性（ないしは神経症性）か」という見方をすれば，諸家の論争を整理できないかなどと思うのです．

最近，米国の診断学・分類学にもカテゴリカルな見方と並んでディメンジョナルな見方を採用する動きがあるように聞きます．喜ばしいことです．心を扱うのですから，複眼的な見方がある方がよいに決まっています．内因性概念や心因性概念の復活も複眼化に寄与すると思います．

二〇〇二年に「精神分裂病」は「統合失調症」に名称変更されましたが、本書収録の名称変更前の論文につきましては執筆当時の時代状況を重視し、「精神分裂病」の表記のまま収録いたしました。ご理解のほど、よろしくお願い申し上げます。

著者略歴

（かさはら・よみし）

1928年神戸に生れる．京都大学医学部卒業．精神医学専攻．名古屋大学名誉教授，桜クリニック名誉院長．著書『精神科医のノート』（みすず書房 1976）『青年期』（中公新書 1977）『ユキの日記』（みすず書房 1978）『不安の病理』（岩波新書 1981）『精神病と神経症』（みすず書房 1984）『アパシー・シンドローム』（岩波書店 1984）『退却神経症』（講談社現代新書 1988）『外来精神医学から』（みすず書房 1991）『軽症うつ病』（講談社現代新書 1996）『精神病』（岩波新書 1998）『うつ病臨床のエッセンス』（みすず書房 2009）．編著『青年の精神病理』（弘文堂 1976）『精神の科学』（岩波講座 1983）『異常心理学講座』（みすず書房 1987）．訳書　ボス『精神分析と現存在分析論』（1962）『夢』（1970）グリーン『デボラの世界』（1971）『手のことば』（1974）レイン『ひき裂かれた自己』（1971）『狂気と家族』（1972）サルズマン『強迫パーソナリティ』（1985）サールズ『ノンヒューマン環境論』（1988）（共訳，以上みすず書房）．

笠原嘉臨床論集

外来精神医学という方法

2011年 6月10日　印刷
2011年 6月21日　発行

発行所 株式会社 みすず書房
〒113-0033 東京都文京区本郷5丁目32-21
電話 03-3814-0131(営業) 03-3815-9181(編集)
http://www.msz.co.jp

本文組版 キャップス
本文印刷・製本所 中央精版印刷
扉・表紙・カバー印刷所 栗田印刷

ISBN 978-4-622-07623-0
[がいらいせいしんいがくというほうほう]